AF784136

Vlk · Jährling

Selbstbestimmte Geburt ohne Angst

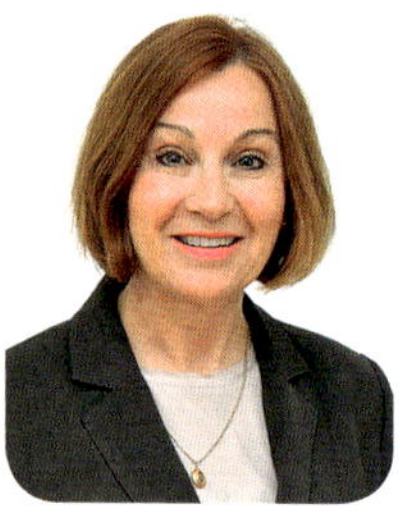

Johanna Vlk ist seit 40 Jahren als Hebamme in Wien tätig und hat mehr als 4000 Geburten begleitet. Sie hat eine Hebammenpraxis in Wien und begleitet als Beleghebamme in Wiener Privatspitälern. Frauen durch ihre langjährige Erfahrung in der Geburtsvorbereitung gut auf eine entspannte und angstfreie Geburt vorzubereiten, ist ihr ein besonderes Anliegen. Sie entwickelte für die Geburtsvorbereitung ein angstnehmendes Schritt-für-Schritt Programm. Sie ist verheiratet und Mutter von vier Kindern und hat zwei Enkel.

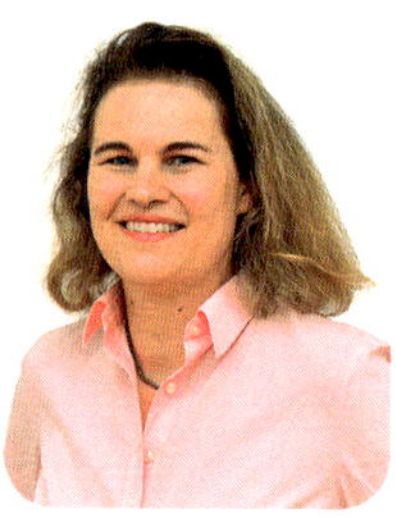

Dr. Nina Jährling ist Diplom-Biologin und promovierte an der Universität Oldenburg. Sie arbeitete am Max-Planck-Institut in München sowie an der Technischen Universität und am Center for Brain Research in Wien. Sie ist verheiratet und Mutter einer Tochter. Im Rahmen der Geburtsbegleitung durch Johanna Vlk lernte sie das angstnehmende Konzept kennen. Aus zahlreichen Diskussionen über Hebammenwissen und Physiologie entstand die Idee, das FEARLESS-Konzept werdenden Eltern in Buchform zugänglich zu machen.

Johanna Vik · Dr. Nina Jährling

Selbstbestimmte Geburt ohne Angst

Mit der FEARLESS-Methode Schwangerschaft und Geburt entspannt erleben
Gut vorbereitet mit gezielten Übungen

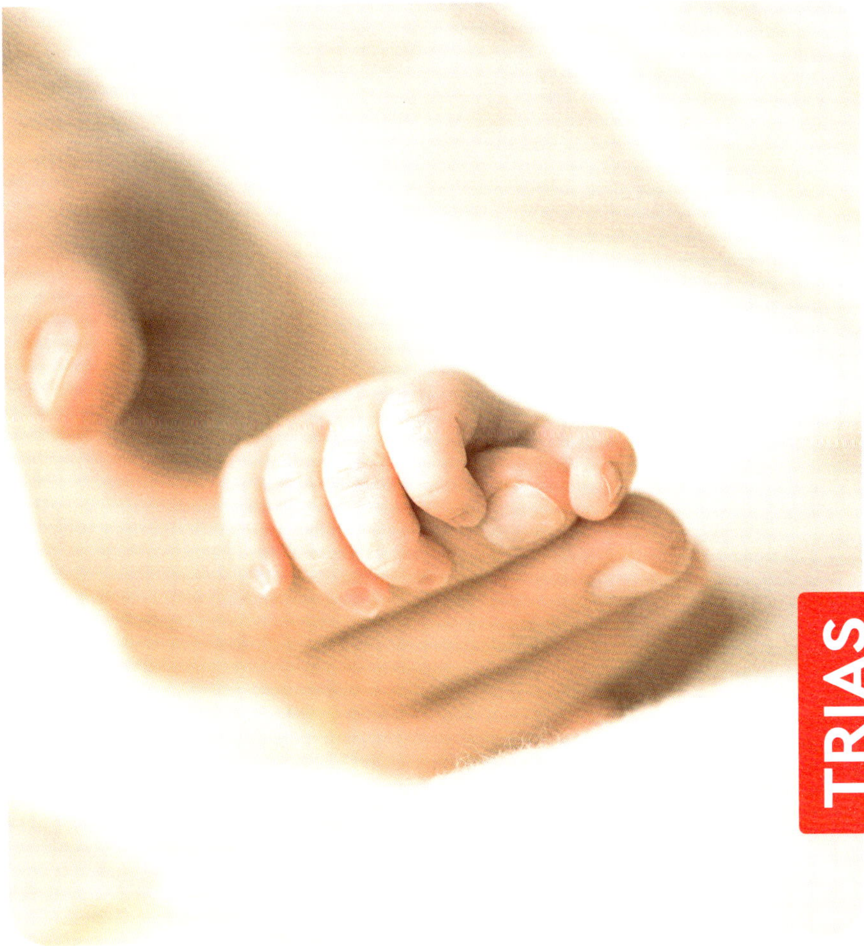

TRIAS

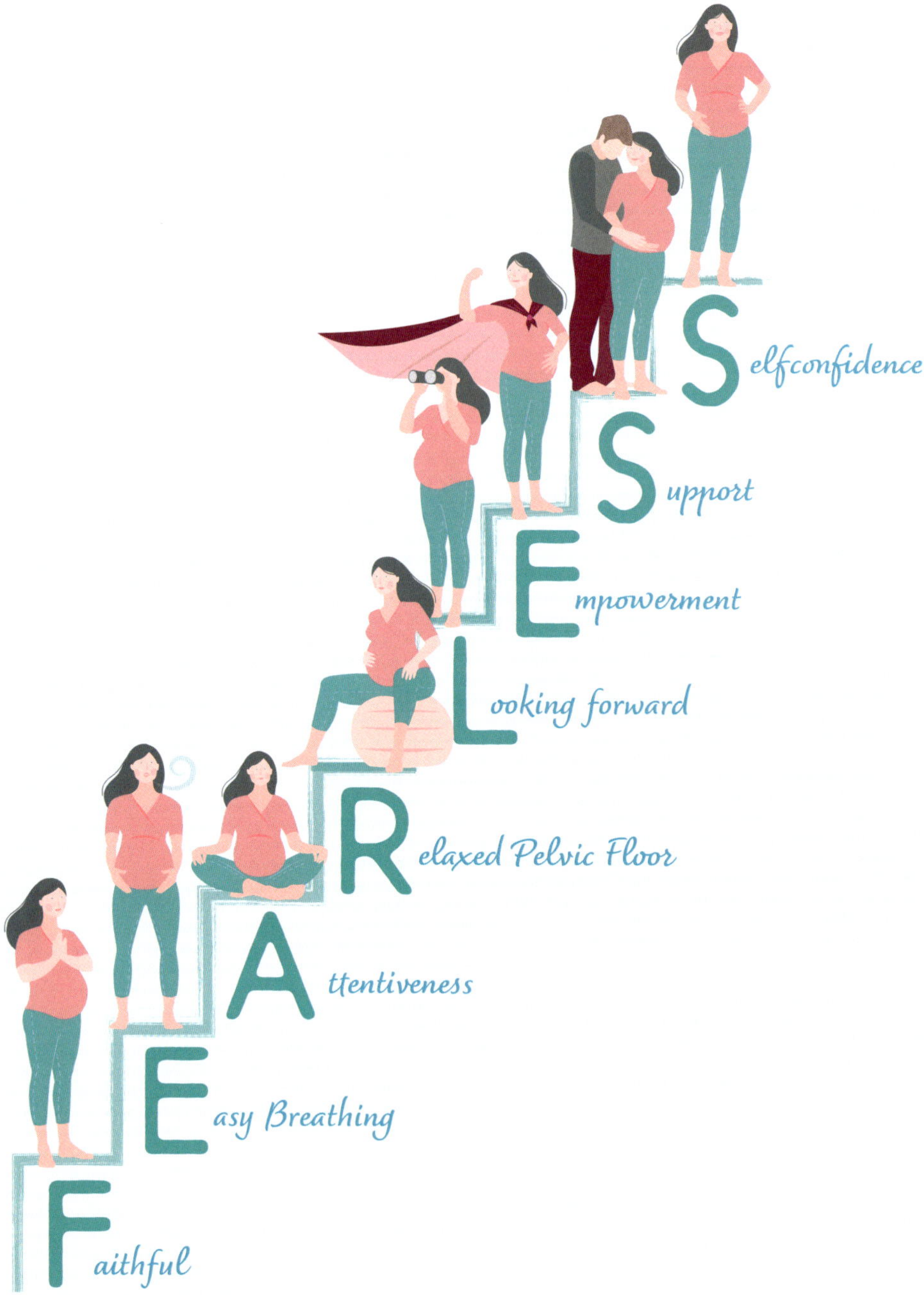
Selfconfidence
Support
Empowerment
Looking forward
Relaxed Pelvic Floor
Attentiveness
Easy Breathing
Faithful

Geburt ohne Angst

Die Schwangerschaft ist eine besonders spannende und aufregende Zeit. Viele Frauen stehen in dieser Lebensphase Ängste aus und fürchten sich vor der Geburt und dem, was danach noch kommt. Manche Frauen fühlen sich unvorbereitet und zweifeln an ihrer Intuition. Mit diesem Buch wollen wir dir Ängste nehmen und mit wissenschaftlichem Hintergrund viele angstbehaftete Fragen beantworten. Aus meiner Hebammenerfahrung weiß ich, dass die meisten Ängste durch Wissen minimiert werden können.
Wir wollen dich auf eine faszinierende Reise mitnehmen und du wirst vieles über Schwangerschaft und Geburt erfahren, was du vielleicht so noch nicht gehört hast. Du lernst die Zusammenhänge kennen, die zur Geburt führen, und du wirst die Signale deines Körpers deuten können. Wir geben dir mit leicht zu erlernenden Übungen ein Werkzeug an die Hand, das es dir ermöglicht, bei der Geburt selbstbewusst und frei zu agieren. Dieses Buch unterstützt dich auch in den ersten Tagen nach der Geburt, denn du lernst zu verstehen, was dein Baby dir sagen will.

Die Fragen, die du zu Beginn der Schwangerschaft stellen wirst, werden sich von den Fragen, die du am Ende der Schwangerschaft haben wirst, unterscheiden. Daher ist unsere FEARLESS-Methode aufgebaut wie ein persönlicher Geburtsvorbereitungskurs, der dich stufenweise zu einer angstfreien Geburt führt.

Die FEARLESS-Methode

Ziel der FEARLESS-Methode ist es, dir Mut zu machen und dir Ängste zu nehmen, damit du selbstbestimmt in die Geburt gehen kannst. Wenn du Vertrauen in die natürlichen Abläufe deines Körpers hast und seine Signale richtig deuten kannst, nimmt dir das die Ängste und gibt Zuversicht. Beides setzt Wissen voraus. Es ist uns wichtig, dir all das zu erzählen, was Hebammen schon immer wussten. Mittlerweile gibt es viele Studien, die dieses alte Wissen belegen.

» *Geburtshilfe ist Geduldshilfe* «

Dieser Spruch ist auch in unserer hektischen Zeit oft ein Garant für eine entspannt ablaufende Geburt. Gehe mit uns Stufe für Stufe mit der FEARLESS-Methode durch Schwangerschaft, Geburt und die erste Zeit mit dem Baby. Du wirst deine Schwangerschaft und die Geburt aus einem neuen Blickwinkel betrachten. Uns ist es wichtig, dir Zuversicht zu geben, damit du deine Schwangerschaft als physiologischen, also normalen Zustand erlebst und die Geburt nicht als pathologischen, also krankhaften Vorgang fürchtest.

Das Vertrauen in die natürlichen Abläufe deines Körpers unterstützt dich, deine Schwangerschaft bewusst und angstfrei zu erleben. Die Zeichen der nahenden Geburt zu erkennen, hilft dir, gelassen und geduldig zu bleiben, um den natürlichen Geburtsbeginn abzuwarten.

Durch Haltungs- und Atemübungen lernst du, wie du für dich und dein Kind gute Voraussetzungen für eine entspannte Geburt schaffen kannst. Die Übungen sind aufbauend, stärken dein Körpergefühl und geben dir das nötige Fundament für eine entspannte selbstbestimmte Geburt. Sie sind ohne viel Aufwand zu erlernen.

Wunschgeburt – aber welche?

Wir leben in einem Zeitalter, in dem vieles machbar ist. Aus einer Fülle von Möglichkeiten kannst du dir deine Wunschgeburt auswählen. Dennoch ist es für viele Schwangere schwierig, den gewünschten Geburtsmodus zu finden. Die Flut von Informationen ist oft verwirrend und verunsichernd.

Planst du eine natürliche Geburt, hast du es viel schwerer als deine Mutter oder Großmutter. Heutzutage gibt es verschiedene Strömungen, die oft polarisierend wirken. Die Spanne reicht vom planbaren Wunschkaiserschnitt bis hin zur natürlichen Hausgeburt. Frauen, die in der Mitte zwischen diesen beiden Strömungen stehen und sich ihr eigenes Bild machen wollen, finden oft nicht das passende Umfeld. Unser FEARLESS-Konzept ermöglicht auch der werdenden Mutter, die in der Mitte zwischen beiden Strömungen steht, ihren Weg zu ihrer Wunschgeburt zu finden.

Wir begleiten dich Schritt für Schritt durch diese besondere Zeit der Schwangerschaft. Jedem Buchstaben, jeder Stufe ist ein Kapitel gewidmet, das dich neugierig machen soll. Die einzelnen Buchstaben sind Stufen auf dem Weg zu deiner persönlichen Wunschgeburt.

Johanna Vlk und Nina Jährling

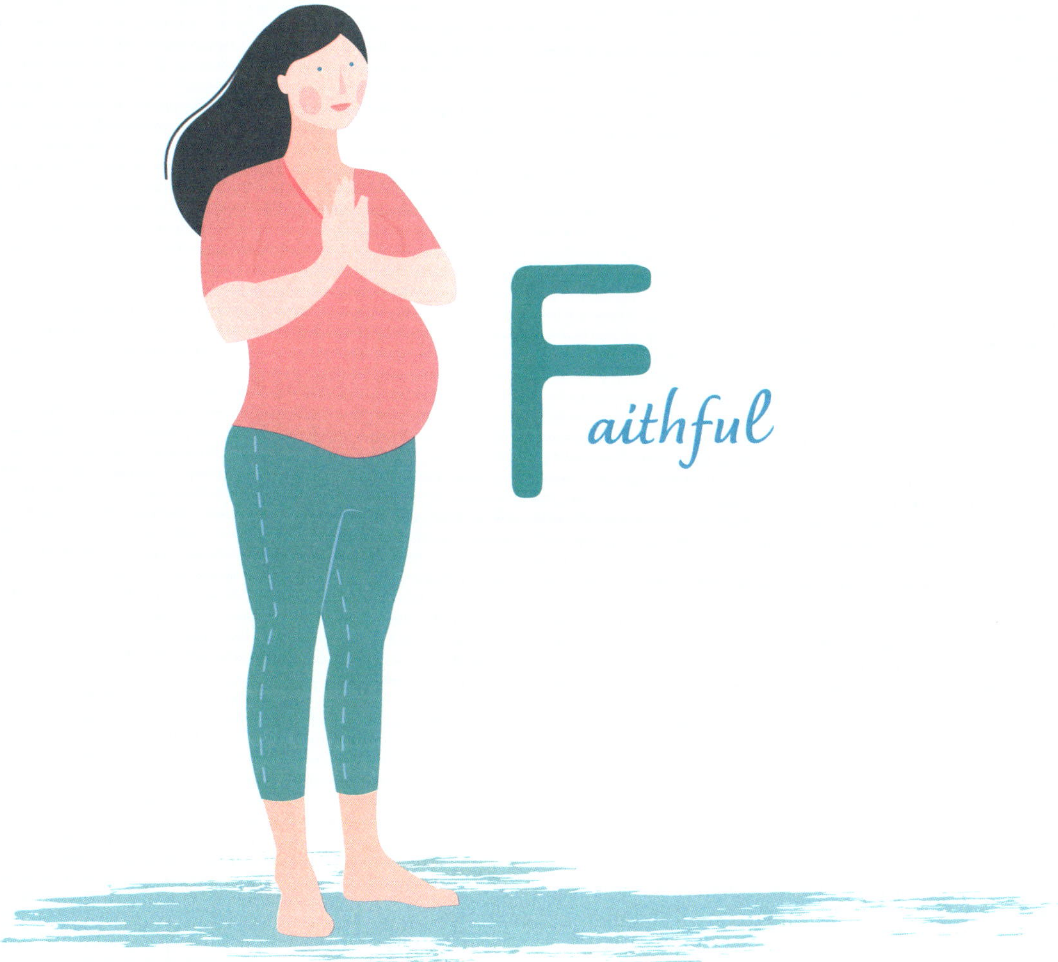
Faithful

Die Schwangerschaft vertrauensvoll erleben

Du bist schwanger und eine aufregende Zeit beginnt, in der du emotional und körperlich durch Höhen und Tiefen gehen wirst. Vertraue dir selbst – du schaffst das!

Die Zeit der Schwangerschaft ist spannend, geprägt von unterschiedlichen Empfindungen und intensiven Gefühlen. Freude auf das Baby und Ängste, der zukünftigen Situation nicht gewachsen zu sein, wechseln sich ab. Du hast nun neun Monate Zeit, nicht nur aus deinen Kleidern heraus-, sondern auch in die neue Lebenssituation hineinzuwachsen.

Sobald eine Frau schwanger ist, hat sie das Gefühl, nur Geschichten über Geburten erzählt zu bekommen. Leider sind die Erzählungen oft negativ behaftet. Jede Frau erlebt Schwangerschaft und Geburt anders. Was für die eine Frau grenzwertig und sehr herausfordernd ist, ist für die andere leicht und wunderbar. Für manche Frauen ist die Schwangerschaft die schönste Zeit in ihrem Leben, andere wollen diese am liebsten auslassen. Auch die Zeit mit dem Baby wird unterschiedlich wahrgenommen. Die eine Frau genießt die Ruhe und die Zurückgezogenheit mit ihrem Neugeborenen und die andere möchte ihr altes Leben wieder zurück.

Im Kapitel »Faithful« erklären wir dir, was dich in den nächsten Monaten auf emotionaler und körperlicher Ebene erwarten wird. Mit wissenschaftlichem Hintergrund beschreiben wir zahlreiche Begleiterscheinungen der Schwangerschaft und erläutern genau, warum das so ist. Die meisten dieser Begleiterscheinungen sind unangenehm und dennoch physiologisch, also normal. Allerdings empfinden nicht alle Frauen diese Schwangerschaftsbeschwerden gleich stark. Die eine Frau fühlt sich in der Frühschwangerschaft müde und erschöpft, während die andere sich wohlfühlt und lange nicht bemerkt, dass sich ihr Körper verändert hat.

Noch bevor der Schwangerschaftstest positiv ist, spielen sich in deinem Körper fundamentale hormonelle Veränderungen ab. Eine Studie von Edelstein und Kollegen zeigte, dass sich auch das Hormonsystem des werdenden Vaters ändert. Die Hormone Testosteron und Östrogen nehmen bei werdenden Vätern messbar ab. Die Wissenschaftler vermuten, dass der Vater durch die Senkung des Testosteronspiegels auf eine fürsorgliche Vaterrolle vorbereitet wird.[1]

Tipps für die Schwangerschaft

- Nimm dir Zeit für die schönen Dinge des Lebens. Höre Musik, gehe im Grünen spazieren, treibe Sport, gehe mit deinem Partner aus usw. All das kann dich entspannen und dir eine Auszeit vom hektischen Alltag geben.
- Triff dich mit Freundinnen, die Schwangerschaft und Muttersein positiv erleben. Lass nichts Negatives an dich heran.

Die Partnerschaft verändert sich

Die Entwicklungspsychologin Gabriele Gloger-Tippelt hat für werdende Eltern vier Phasen der emotionalen Entwicklung in der Schwangerschaft beschrieben.[2]

Aus meiner Erfahrung in der Hebammenbetreuung kann ich sagen, dass die Schwangerschaft für gleichgeschlechtliche Paare ebenso eine Herausforderung darstellt wie für verschiedengeschlechtliche. Für die Rollenverteilung bei gleichgeschlechtlichen Paaren gibt es weniger Modelle als für die klassische Rollenverteilung bei gegengeschlechtlichen Paaren.[3] Aber auch in dieser Konstellation müssen beide Partnerinnen in die Elternrolle hineinwachsen. Wir können uns vorstellen, dass die im Folgenden beschriebene emotionale Entwicklung in der Schwangerschaft nach Gloger-Tippelt bei allen Paaren ähnlich abläuft.

Phase der Verunsicherung (bis zur 12. SSW): Es stehen viele Fragen im Raum. Neben der Freude können auch Ängste auftreten, wie sich das Leben mit einem Kind verändern wird. Auch bei einer geplanten Schwangerschaft kann es vorkommen, dass die Eltern vorübergehend unter Schock stehen, wenn der Schwangerschaftstest positiv ist. Wenn sich beide Partner zum Kind bekennen, ist die Phase der Verunsicherung abgeschlossen.

Phase der Anpassung (12.–20. SSW): Meist ist die Entscheidung für das Kind gefallen und für die werdenden Eltern beginnt eine gelassene Zeit. Jetzt werden Ultraschallbilder im Freundes- und Familienkreis gezeigt und das Paar kann sich mit seiner neuen Rolle als zukünftige Eltern identifizieren.

Phase der Konkretisierung (20.–32. SSW): Die werdende Mutter spürt die Kindsbewegungen und das Paar sucht einen Namen für das Baby. Unsicherheit und Ängste lösen sich auf und ein Gefühl der Sicherheit stellt sich ein.

Phase der Vorbereitung auf die Geburt (ab 32. SSW): Die Schwangerschaft wird etwas beschwerlicher. Neben den körperlichen Anstrengungen kommen auch Ängste und Ungeduld auf. Gespräche mit Hebamme und Arzt können dir helfen, in Ruhe und Gelassenheit den natürlichen Geburtsbeginn abzuwarten.

Das 1. Schwangerschaftsdrittel

In diesem Abschnitt geht es um die 1.–13. SSW, also die Zeit von der Empfängnis bis zum Anfang des 4. Monats. Wir beschreiben dir die häufigsten Beschwerden, die in dieser Zeit aufgrund der hormonellen Veränderungen auftreten können. Vieles, was dir anfänglich eventuell Sorgen bereitet, entpuppt sich meist als normale Begleiterscheinung der Schwangerschaft. Allerdings empfindet nicht jede Frau die Schwangerschaftsbeschwerden gleich stark. Manche Frauen haben gar keine Beschwerden, andere wiederum fühlen sich durch diese stark beeinträchtigt.

Im ersten Drittel der Schwangerschaft wissen viele Frauen oft noch nicht, dass sie schwanger sind, obwohl sie sich auf einmal anders fühlen. Müdigkeit, Abgeschlagenheit und Kurzatmigkeit werden oft fälschlicherweise als Zeichen eines beginnenden grippalen Infekts gedeutet. Ein mögliches Brennen beim Urinieren wird häufig mit einer Blasenentzündung verwechselt. Beim Treppensteigen fängt das Herz plötzlich an zu rasen und die Luft bleibt weg. Das Durstgefühl verstärkt sich und manchmal stellt sich ein Unbehagen in der Magengegend ein.
Viele Gerüche werden intensiver wahrgenommen und oft als unangenehm empfunden. Sogar das Lieblings-Parfum des Partners kann auf einmal als störend und schlecht riechend abgelehnt werden. Der BH wird zu eng. Das Spannen der Brüste wird oft als prämenstruelles Syndrom gedeutet.

All diese Erscheinungen werden durch massive hormonelle Einflüsse hervorgerufen, die schon sehr früh in der Schwangerschaft beginnen. Im weiblichen Körper kommt es im ersten Drittel, ausgelöst durch Hormone (u. a. hCG, Progesteron, Östrogen) zu zahlreichen körperlichen Veränderungen.

Erhöhung von Herzschlag und Kurzatmigkeit

Als Folgeerscheinung nach der Einnistung des befruchteten Eies im Uterus erhöht sich die Herzfrequenz der Mutter um etwa 20 Prozent, das heißt, es schlägt etwa 15-mal pro Minute mehr.[4] Verursacht wird dies durch die Steroidhormone und das Prolaktin, ein frühes Schwangerschaftshormon, die direkt auf den Herzmuskel wirken.

Auch Kurzatmigkeit wird durch die massiven hormonellen Veränderungen ausgelöst. Sie beginnt schon in den ersten Wochen der Schwangerschaft und die meisten Frauen können sich nicht erklären, warum sie so schnell außer Atem kommen (siehe auch Kapitel »Easy Breathing«, Seite 32).

Müdigkeit

Besonders im ersten Drittel der Schwangerschaft sind werdende Mütter oft müde. Auch hier ist die Ursache eine massive hormonelle Veränderung, die schon in der 3. SSW beginnt. Zunächst nimmt das Blutvolumen der Schwangeren um 30–50 Prozent zu. Bevor dieser Prozess beginnt, sinkt jedoch der Blutdruck. Dies hat zur Folge, dass sich Frauen in der Frühschwangerschaft oft müde und abgeschlagen fühlen. Leider treten deswegen auch häufig Kopfschmerzen und Schwindelgefühl auf.[5]

Der erhöhte Schlafbedarf im ersten Drittel der Schwangerschaft führt oft zu einer Vorliebe für das Mittagsschläfchen. Grund dafür ist der erhöhte Progesteronspiegel, der noch durch das Hormon Östrogen gesteigert wird.[6]

Clara

Nachmittags war ich immer müde

» *In der Frühschwangerschaft war ich unglaublich müde. Ich erinnere mich noch, dass ich mit meiner Tochter im Kinderzimmer saß und so müde war, dass es mir fast weh getan hat. Meistens so um 14 Uhr überfiel mich diese überwältigende Müdigkeit. Zum Glück hat es nicht so lange gedauert, nur so drei bis vier Wochen.* «

Mehr Durst und veränderte Geschmacksvorlieben

In der Schwangerschaft steigert sich das Durstgefühl, da die Durstschwelle sinkt. Verantwortlich dafür ist das Hormon Progesteron. Es erhöht seine Wirkung auf das Kreislaufvolumen, indem es die Durstzentren im Gehirn neu einstellt und den Durst steigert. Ein zweites Hormon, das Östrogen, bewirkt eine Erhöhung der Reninproduktion. Renin ist ein Hormon, das an der Regulation des Wasserhaushalts beteiligt ist und indirekt das Durstgefühl mitsteuert.

Vielleicht hast du auf einmal veränderte Essensgelüste, manchmal auf Süßes und Saures gleichzeitig? Das könnte daran liegen, dass sich der Geschmacks- und Geruchssinn schon in der Frühschwangerschaft verändert. Die Sensibilität der Geschmacksknospen der Zunge wird schwächer.[7] Daher bevorzugen Schwangere oft stark gewürzte Speisen. Dies kann einer erhöhten Energie- und Kalziumzufuhr zur Knochenbildung dienen.

Verstärkter Harndrang

Viele Frauen berichten in der Frühschwangerschaft, dass sie einen stärkeren Harndrang haben. Oft wird dies fälschlicherweise als beginnende Blasenentzündung gedeutet. Ursache dafür ist die wachsende Gebärmutter, die Druck auf die Harnblase im Becken ausübt.[8] Im zweiten Schwangerschaftsdrittel wird die Blase nach oben verschoben. Dadurch ist der Harndrang etwas abgemildert und entspricht dem vor der Schwangerschaft. Im dritten Schwangerschaftsdrittel wandert der kindliche Kopf in Richtung Beckeneingang und verstärkt den Druck auf die Blase wieder.

Unter dem Einfluss des Hormons Progesteron nimmt die Muskelspannung der Blase ab, sodass die Blasenkapazität bis zum Geburtstermin auf fast einen Liter ansteigen kann. Jedoch steigt die Anfälligkeit für Infekte, da die Blasenwände dicker und vermehrt durchblutet sind.[9]

Anna

Verdacht auf Blasenentzündung

» *Wir waren auf den Malediven und sind viel im Meer geschnorchelt. Beim Urinieren spürte ich ein Brennen und dachte an eine Blasenentzündung. Aber das Preiselbeerpräparat, das ich mithatte, brachte keine Erleichterung. Als ich wieder in Wien war, ging ich zum Arzt; doch er konnte keine Infektion feststellen. Allerdings eine Zwillingsschwangerschaft in der 6. Woche.* «

Übelkeit und Geruchssinn

Oft sind die ersten Anzeichen einer Schwangerschaft Übelkeit und Erbrechen, kombiniert mit einer Abneigung gegen bestimmte Gerüche oder Speisen. Der Kaffee wird abgelehnt, die Zigarette schmeckt nicht mehr, das Parfum des Partners wird nicht mehr als wohlriechend empfunden. Gerüche von Speisen, vor allem Fleisch, können Übelkeit auslösen.

Im ersten Drittel der Schwangerschaft leiden etwa zwei Drittel der Schwangeren an Übelkeit. Eine Schwangerschaftsübelkeit ohne Erbrechen wird als Nausea gravidarum bezeichnet; mit Erbrechen heißt sie Emesis gravidarum. Meist tritt die Übelkeit am Morgen auf, sie kann jedoch auch den ganzen Tag andauern.

Charlotte

Ich mochte mein Parfum nicht mehr

» *Mein Mann schenkte mir zum Geburtstag mein Lieblingsparfum. Als ich den Flakon öffnete und den Duft roch, empfand ich diesen als unangenehm und mir wurde übel. Ich konnte es mir nicht erklären, wusste zu diesem Zeitpunkt aber auch noch nicht, dass ich schwanger war.* «

Die Ursachen für diese Übelkeit in der Schwangerschaft sind noch nicht restlos geklärt. Dennoch gibt es einige Anhaltspunkte dafür, worin sie begründet sein kann:

- Evolutionsbiologen stellten die These auf, dass diese Übelkeit dem Schutz des ungeborenen Kindes dienen kann. Schwangere entwickeln Abneigungen gegenüber Lebensmitteln, die dem Kind schaden könnten.[10]
- Da es in der Frühschwangerschaft zu gravierenden Veränderungen im Hormonsystem kommt, wird vermutet, dass der steile Anstieg der Beta [vgl. Pschyrembel]-hCG-Konzentration im Blut der Mutter auch eine Ursache sein kann. Es ist noch ungeklärt, wie das Hormon im Gehirn der Mutter den Brechreiz auslöst.
- Ebenso wird diskutiert, ob ein Vitamin-B-Mangel für die Übelkeit mitverantwortlich sein kann.
- Auch eine reduzierte Muskelspannung am Mageneingang, ausgelöst durch die hormonelle Umstellung, könnte eine Ursache sein.

Tipps gegen Schwangerschaftsübelkeit

- Bei morgendlicher Übelkeit stelle am Abend vorher eine Thermoskanne mit Tee und trockenen Keksen in greifbare Nähe deines Bettes. Vor dem Aufstehen trinke etwas Tee und iss einen Keks oder Zwieback.
- Nimm über den Tag verteilt kleinere Mengen an Tee und leicht verdaulichen Kohlenhydraten zu dir.
- Viele kleine Mahlzeiten sind empfehlenswert.
- Iss, worauf du Lust hast, und gib den Gelüsten auf bestimmte gesunde Lebensmittel nach. Sie können helfen, Nährstoffe zuzuführen, die dein ungeborenes Kind für das Wachstum benötigt, zum Beispiel Folsäure in frischem Obst, Gemüse und Fleisch.
- Deine Schwangerschaft ist ein guter Zeitpunkt, dich auf eine gesunde Ernährung umzustellen. Obst und Gemüse schmecken dir wahrscheinlich jetzt besser.

Vielleicht tröstet es dich, dass die Schwangerschaftsübelkeit im Grunde ein gutes Zeichen ist, denn sie zeigt, dass dein Hormonsystem in Wechselwirkung mit dem deines Babys steht. Nach der Befruchtung produziert der Embryo, genauer gesagt der Gelbkörper, das Hormon hCG. Eigentlich würde das Immunsystem der Mutter den Embryo als fremdartig erkennen, da er nicht mit ihr genetisch identisch ist. Jedoch lernt der weibliche Körper, sich an die neue Situation mit dem kleinen »Mitbewohner« anzupassen, und Immunreaktionen, die den Fetus sonst abstoßen würden, bleiben aus. Wie die Immunabwehr der Mutter zum Wohle des Kindes reduziert wird, ist noch nicht im Detail geklärt.

Trotz der negativen Auswirkungen auf das Wohlbefinden und die Nährstoffversorgung der werdenden Mutter ist die Nährstoffversorgung des ungeborenen Kindes nicht beeinträchtigt. Es kommt bei Schwangerschaftsübelkeit deutlich seltener zu Fehl- und Frühgeburten. Auch das Gewicht des Kindes wird durch Schwangerschaftsübelkeit nicht vermindert. Die wissenschaftliche Studie von Huxley aus England zeigte auch, dass bei verminderter mütterlicher Energiezufuhr in der Frühschwangerschaft das Wachstum der Plazenta gesteigert wird.[11]

Wenn die werdende Mutter weder flüssige noch feste Nahrung bei sich behalten kann und es deshalb zu einer Verschiebung des Elektrolythaushalts kommt, ist eine Aufnahme in die Klinik unerlässlich. Eine Flüssigkeitszufuhr mittels Infusionen kann schnell Abhilfe schaffen.

Tipps gegen Speichelfluss

- Trinke viel Wasser und gurgle mit etwas Salz.
- Auch Mundspülungen mit Salbeitee können die Symptome lindern.

Übermäßiger Speichelfluss

Eine andere Begleiterscheinung nennt sich Ptyalismus. Es kommt zu übermäßigem Speichelfluss (Ptyalismus gravidarum) vor allem zwischen dem 2. und dem 4. Schwangerschaftsmonat. Oft ist dies verbunden mit einem unangenehmen Geschmack im Mund.

Dehnung der Mutterbänder

Eine weitere, oft störende Begleiterscheinung besonders in der Frühschwangerschaft ist die Dehnung der Mutterbänder. Diese verursacht ein häufiges Ziehen im Unterbauch, das irritierend und schmerzhaft sein kann.

Mutterbänder sind Muskelstränge, die die Gebärmutter am Skelett befestigen und sie in einer stabilen und aufrechten Position halten. In der Schwangerschaft führt die hormonelle Veränderung dazu, dass sich die Mutterbänder dem Wachstum der Gebärmutter entsprechend dehnen können. Oft lösen diese Dehnungsschmerzen Unruhe und Sorge um das Kind aus, da sie sich ähnlich wie beginnende Menstruationsbeschwerden anfühlen. Wenn du unsicher bist, halte Rücksprache mit deiner Hebamme oder deinem Arzt.

Veränderungen der Brust

Eines der frühen Schwangerschaftsanzeichen ist die Veränderung der Brust. Es kommt zu einer Erweiterung der oberflächlichen Gefäße und die Haut wirkt marmoriert. Die Brustwarzen werden empfindlicher und verändern ihre Farbe bis hin zu bräunlich. Vielleicht stellst du fest, dass jetzt dein BH enger wird, und du fühlst ein Spannungsgefühl in den Brüsten. Achte auf bequeme Kleidung und kaufe einen größeren BH, da sich dein Brustkorbumfang unter dem Einfluss der Hormone geweitet hat (siehe Kapitel »Easy Breathing«, Seite 32).

Catherine

Bikini zu eng

» *Wir sind in der 5. SSW in den Urlaub geflogen und ich wusste von meiner Schwangerschaft noch nichts. Beim Packen bemerkte ich, dass meine Jeans eng waren und auch das Bikini-Oberteil passte nicht. Meine Brüste waren sehr empfindlich. Rückblickend hätte ich schon damals an eine Schwangerschaft denken können. Wir erfuhren erst nach dem Urlaub beim Gynäkologen, dass ich schwanger war.* «

Veränderungen der Haut

Schon in der Frühschwangerschaft nimmt die Pigmentierung der Haut durch das Melanozyten stimulierende Hormon (MSH) zu. Oft bilden sich scharf begrenzte, unregelmäßig gestaltete, gelbliche bis braune Flecken im Gesicht, meist im Augen- und Stirnbereich. Sie werden als Pigmentflecken oder Chloasmen bezeichnet und gehen meist nach der Schwangerschaft zurück.

Vom Bauchnabel bis zum Schambein kann sich eine dunkle Linie, die Linea fusca, bilden. Diese ist besonders im zweiten Schwangerschaftsdrittel sichtbar und ist auf erhöhte Melaninproduktion zurückzuführen.

Tipps bei Schmerzen an den Mutterbändern

- Lege dich kurz hin und gönne dir eine kleine Auszeit.
- Um die Mutterbänder in der Frühschwangerschaft zu entlasten, lege dich auf den Rücken. (In der Spätschwangerschaft wird die Rückenlage nicht mehr empfohlen.)

Ein weiteres frühes Zeichen der Schwangerschaft ist die bläuliche Verfärbung der Schamlippen und des Gewebes im Scheideneingang. Dies wird als »livide Verfärbung« bezeichnet und ist durch eine erhöhte Durchblutung in diesem Bereich begründet.

Schnupfen, Nasen- und Zahnfleischbluten

Eine unangenehme Begleiterscheinung ist der sogenannte »Schwangerschaftsschnupfen«. Unter dem Einfluss von Östrogen und Progesteron kommt es zu einer Verdickung der Nasenschleimhaut. Diese kann zu einer Beeinträchtigung der Nasenatmung führen. Schlafstörungen und erschwerte Atmung können die Folge sein. Manchmal tritt dieser »Schnupfen« auch in Verbindung mit Nasenbluten auf. Ein Mangel an Vitamin C kann das Nasenbluten verstärken. Daher wird empfohlen, auf eine ausreichende Zufuhr von Vitamin C zu achten.

Zahnfleischbluten in der Schwangerschaft wird ebenfalls durch die hormonelle Auflockerung und stärkere Durchblutung des Gewebes verursacht.

Tipps gegen Schnupfen und Zahnfleischbluten

- Luftbefeuchter und ein Meersalzspray können Abhilfe schaffen. Achte auf ausreichende Flüssigkeitszufuhr.
- Abschwellende Tropfen für die Nasenschleimhaut solltest du nur nach Rücksprache mit deinem Arzt verwenden.
- Der Besuch einer Salzgrotte kann vorübergehende Erleichterung bringen.
- Putze deine Zähne mit einer weichen Zahnbürste, um das Zahnfleisch nicht weiter zu reizen.
- Mundspülungen mit Salbeitee können Entzündungen hemmen.

Veränderung der Stimmlage

Auch deine Stimme kann sich aufgrund der Hormone in der Schwangerschaft verändern. Schon ab dem ersten Drittel führen verstärkte Durchblutung und Wasseransammlung in den Stimmbändern oft zu Heiserkeit, Husten oder Veränderung der Stimmlage.

Emma

Stimme viel tiefer

» *Ich arbeitete als Radioreporterin. Plötzlich veränderte sich meine Stimmlage. Der Tonmeister ging von einem defekten Mikrophon aus, was sich jedoch nicht bewahrheitete. Niemand konnte die Ursache für meine tiefere Stimme erklären – ich wusste zu dem Zeitpunkt noch nicht, dass ich schwanger war.* «

Das 2. Schwangerschaftsdrittel

Im zweiten Drittel der Schwangerschaft, etwa vom Anfang des 4. Monats bis zum Ende des 6. Monats (14.–26. SSW) beginnt oft eine Phase des Wohlbefindens. Das Bäuchlein wächst und die Hose wird enger. Es ist eine Zeit der Entspannung, da die Ungewissheit und die Aufregung der Frühschwangerschaft vorbei sind. Wahrscheinlich kannst du die Schwangerschaft jetzt erst richtig genießen und fühlst dich wohl in deinem Körper.

Ein positiver Effekt der Schwangerschaft ist es, dass dein Haar dicker und glänzender wird. Ebenso werden deine Nägel härter und wachsen schneller. Auch auf die Haut kann sich die Schwangerschaft positiv auswirken. Hautprobleme wie Ekzeme bessern sich häufig.

Die meisten werdenden Mütter reagieren in dieser Phase gefühlsbetonter und sensibler als vor der Schwangerschaft. Sie fühlen sich wohl und geborgen, wenn sie Unterstützung von ihrem Partner erfahren oder von einer anderen Person, die ihnen nahesteht und ihnen Mut macht.

Die Übelkeit ist meist vorbei. Auch die Müdigkeit ist nicht mehr so stark ausgeprägt. Im Vergleich zur Frühschwangerschaft erschöpfen sportliche Aktivitäten weniger. Im Gegenteil: Vitalität, Kraft und Lebensfreude nehmen zu. Viele Frauen sind in dieser Phase der Schwangerschaft voller Energie und Begeisterung. Die Gebärmutter wird größer und der Bauch ist nun gut sichtbar.

Leichte sportliche Betätigung ist weiterhin zu empfehlen, da sowohl Mutter als auch Fetus davon profitieren. Als Hilfestellung, um sich nicht zu überfordern, kann der einfache »Talk-Test« dienen: Kannst du dich während der sportlichen Betätigung noch unterhalten, so ist die Anstrengung nicht zu hoch. Die Herzfrequenz darf 140 Schläge pro Minute nicht überschreiten.[12]

Vielleicht träumst du intensiver? Das Traumverhalten verändert sich während der Schwangerschaft. Ab der 25. SSW nimmt die REM-Schlafphase (Traumschlaf) zu und erreicht zwischen der 33. und der 36. SSW ihren Höhepunkt.[13]

Bei den Ultraschalluntersuchungen kannst du mit deinem Partner das erste Mal euer ungeborenes Kind beobachten und seine Gesichtszüge erkennen. Ihr könnt den Herzschlag eures Kindes hören und sehen, wie es Schluckbewegungen macht, den Daumen in den Mund steckt, sich dreht und mit den Beinchen strampelt. So wird jetzt schon eine frühe Beziehung zu eurem Kind aufgebaut. Ihr beginnt, euch nun in die Rolle der werdenden Eltern einzuleben.

Eine gesunde Ernährung ist wichtig

Um dein Wohlbefinden auch in den nächsten Monaten zu erhalten, ist eine gesunde Ernährung wichtig. Die wachsende Gebärmutter drückt nun auf deinen Magen und schwer verdauliche Kost kann zu Blähungen und Sodbrennen führen. Viele Frauen stellen gerade in der Schwangerschaft ihre Ernährungsgewohnheiten um, da sie nun mehr Appetit auf Obst und Gemüse haben.

Es gibt Hinweise darauf, dass die Ernährungsgewohnheiten der werdenden Mutter in der Schwangerschaft die Vorlieben des Kindes für bestimmte Speisen und Gewürze prägen können.

Tipps gegen Sodbrennen

- Nimm mehrere kleinere Mahlzeiten über den Tag verteilt zu dir.
- Es kann dir Erleichterung bringen, wenn du mit leicht erhöhtem Oberkörper schläfst.
- Meide Kaffee, scharf gewürzte Speisen, Schwarztee, Mineralwasser mit Kohlensäure, tierisches Eiweiß und Zucker.
- Zerkaue einige Mandeln und schlucke den Speisebrei im Ganzen hinunter.
- Trinke 2–3-mal täglich einen Teeaufguss aus Fenchelsamen.

Ab der Mitte der Schwangerschaft greift dein Körper bei Bedarf auf Fettdepots zurück, die schon in der Frühschwangerschaft gebildet wurden, um eine optimale Versorgung des Kindes bis zur Geburt zu gewährleisten. Diese Fettdepots dienen der Aufrechterhaltung der Versorgung des wachsenden Kindes und der Plazenta.

Obwohl die Schwangerschaftsmitte für die meisten Frauen eine positiv behaftete Zeit ist, kann es auch einige Beschwerden geben, die das Wohlbefinden einschränken.

Unkoordinierte Wehen

Beim Gehen oder beim Lagewechsel wird der Bauch oft hart. Dabei handelt es sich um unkoordinierte Schwangerschaftswehen, die eine Folgeerscheinung des Wachstums der Gebärmutter sind. Diese unkoordinierten Wehen sind wichtig, damit der Uterus deinem Kind vorauswachsen kann. Im Gegensatz zu den Geburtswehen sind diese Schwangerschaftswehen nicht schmerzhaft, nicht regelmäßig und treten nicht wellenartig auf. Weitere Infos findest du im Kapitel »Koordinierte und unkoordinierte Wehen« (Seite 83).

Sodbrennen

Auch Sodbrennen ist eine unangenehme Begleiterscheinung der Schwangerschaft. Das Hormon Progesteron beeinflusst den

Charlotte

Das Sodbrennen raubte mir den Schlaf

Im zweiten Drittel der Schwangerschaft hatte ich häufig Sodbrennen und musste oft aufstoßen. Ich empfand das als sehr störend und konnte deshalb nicht schlafen. In der Nacht, wenn das Sodbrennen besonders schlimm war, trank ich schluckweise Fencheltee aus einer Thermoskanne. Mein Mann hat mir ein Kissen unter die Matratze gelegt, um mein Kopfteil zu erhöhen. Das hat ein wenig geholfen.

Tonus des Speiseröhrenverschlusses. Dadurch kommt es zum Rückfluss von Magensäure in die Speiseröhre. Diese Entwicklung tritt im zweiten Drittel der Schwangerschaft auf und verschlechtert sich zunehmend, da die wachsende Gebärmutter eine Verdrehung des Magens verursacht. Übermäßiges Nach-vorn-Beugen kann dies verstärken. Zusätzlich reduzieren Schokolade und Kaffee den Muskeltonus der Speiseröhre und verstärken dadurch das Sodbrennen. Auch horizontales Liegen fördert Sodbrennen.

Verstopfung

Eine weitere unangenehme Begleiterscheinung der Schwangerschaft ist Verstopfung. Sie steht oft in Zusammenhang mit dem veränderten Hormonhaushalt. Durch den Einfluss von Progesteron auf die glatte Darmmuskulatur nehmen die Darmbewegungen ab. Das führt dazu, dass der Speisebrei länger im Darm verweilt, wodurch die Aufnahme von Nährstoffen erhöht wird.[14] Diese Verlangsamung der Darmtätigkeit führt jedoch zur Verstopfung. Die wachsende Gebärmutter drückt auf den Dickdarm, was bei vielen Schwangeren zu vermehrten Darmwinden führt.

Tipps gegen Verstopfung

- Trinke vor dem Frühstück ein Glas warmes Wasser. Das hilft, die Darmtätigkeit in Gang zu bringen.
- Ein Teeaufguss aus Fenchelsamen, 2–3-mal täglich getrunken, lindert die Beschwerden.
- Magnesium hilft bei Verstopfung und beruhigt gleichzeitig die Gebärmuttermuskulatur. Setze daher in den letzten zwei Wochen vor dem Geburtstermin das Magnesium besser ab, damit die Gebärmutter aktiv werden kann.

Hämorrhoiden

Manchmal führt die Verstopfung zu Hämorrhoiden. Die Ursache kann der veränderte Hormonhaushalt sein, da das Hormon Progesteron die Wände der Blutgefäße erweitert, die Venenklappen beeinträchtigt und der Blutfluss sich vorübergehend staut. Dadurch wird die Entstehung von Hämorrhoiden und Krampfadern (Varizen) begünstigt.[15]

Zwerchfellhochstand

Sobald sich die Gebärmutter nach oben Richtung Zwerchfell bewegt, kann es zu einem Zwerchfellhochstand und in der Folge zu Atembeschwerden kommen.

Atemübungen können helfen, diesem Zwerchfellhochstand entgegenzuwirken (Seite 33). Haltungsübungen und wirbelsäulenschonende Bewegungen beugen Rückenschmerzen vor. Jetzt ist der richtige Zeitpunkt, um dich körperlich und atemtechnisch auf die Geburt vorzubereiten, denn: Eine gute Vorbereitung ist die halbe Geburt.

Laura

Leider wurde ich kurzatmig

»*Am Anfang des zweiten Schwangerschaftsdrittels ging es mir richtig gut. Ich fühlte mich voller Tatendrang und machte noch zweimal in der Woche Sport im Fitness-Studio. Am Cross-Trainer konnte ich gemütlich eine halbe Stunde trainieren, ohne erschöpft zu sein. Am Ende des zweiten Drittels stellte sich aber ein Zwerchfellhochstand ein. Ich hatte das Gefühl, beim Treppensteigen wieder kurzatmig zu werden. Mein Bauch ist sehr schnell gewachsen und war so hoch, dass ich meine Teetasse am oberen Teil des Bauches abstellen konnte.*«

Tipps gegen Hämorrhoiden

- Reibe deine Beine mit Rosskastanienextrakt ein und trage Stützstrümpfe.
- Auch Wechselbäder können Abhilfe schaffen.
- Kalte Kompressen mit Eichenrindentinktur können auch helfen.

Auflockerung der Schambeinfuge

Eine weitere irritierende Schwangerschaftsbeschwerde ist die Auflockerung der Symphyse. Die Symphyse, auch Schambeinfuge genannt, wird durch hormonelle Einflüsse (besonders Relaxin) aufgelockert. Diese Auflockerung hilft, das Becken während der Geburt dehnbar zu machen. Zu langes Gehen kann diese Beschwerden verstärken.

Das 3. Schwangerschaftsdrittel

Das letzte Drittel deiner Schwangerschaft, vom Beginn des 7. Monats bis zur Geburt (ab 27. SSW), ist eine besonders aufregende Zeit. Die Vorfreude auf das Baby wächst und die körperlichen Beschwerden nehmen zu. Viele Schwangere werden kurz vor der Geburt aktiv und putzen die Wohnung für die Ankunft ihres Kindes. Dies wird als Nestbau bezeichnet.

Einerseits ist da die große Freude auf das Kind, andererseits aber auch die Unsicherheit, wie sich das Leben ab dem Zeitpunkt der Geburt verändern wird. Diese Zeit ist oft geprägt von Ungeduld und Angespanntheit. Jede körperliche Regung wird nun beobachtet.

Das Becken verändert sich

Die Auflockerung des Beckenringes verstärkt sich mit zunehmender Schwangerschaft. Der in sich geschlossene Beckenring wird aus zwei knöchernen Anteilen und drei Gelenkverbindungen gebildet: aus den beiden Hüftbeinen und dem Kreuzbein. Die beiden Hüftbeine bestehen jeweils aus Darmbein, Sitzbein und Schambein (siehe Abb.). Das Kreuzbein, die beiden Sitzbeinhöcker und das Schambein sind wichtige Orientierungspunkte im knöchernen Becken. Der Beckenboden mit seinen drei Schichten ist verankert zwischen Steißbein, Schambein und den beiden Sitzbeinhöckern. Das Schambein und das Kreuz-Darmbein-Gelenk werden weiter gedehnt. Ist die Schambeinfuge extrem auseinandergewichen, wird das als Symphysendiastase bezeichnet.

Beckengürtel

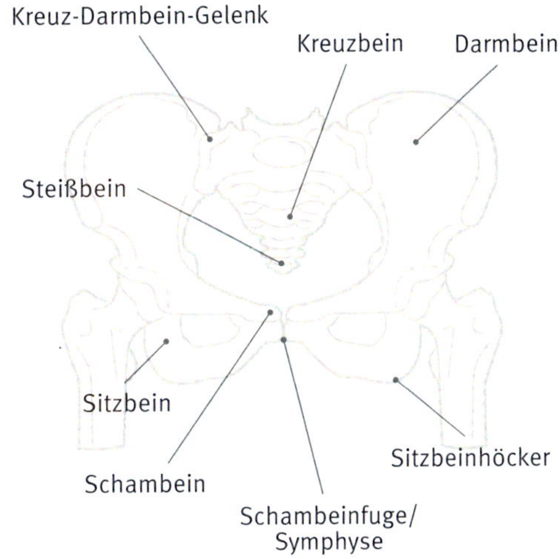

Aufbau des Beckens

Der untere Rücken wird durch die Dehnung der Bänder und den verminderten Bauchmuskeltonus beeinträchtigt. Schambeinfuge und Iliosakralgelenk wer-

Tipps bei Symphysen-Beschwerden

- Gehe einige Schritte rückwärts, damit das Becken wieder in die Ausgangsstellung kommen kann. Manchmal hilft es.
- Trage einen Symphysengürtel.

den beweglicher und flexibler, das Becken weitet sich insgesamt. Dies führt zu einem typischen »Watschelgang«.

Die Hormone, die in der Schwangerschaft dafür gesorgt haben, dass der Gebärmutterhals fest verschlossen bleibt, werden nun langsam von den Hormonen abgelöst, die den Gebärmutterhals weich machen und auf die Geburt vorbereiten. Dieser Prozess entwickelt sich langsam und beginnt schon in den letzten vier Wochen vor dem Geburtstermin.

Die letzten Tage vor der Geburt sind oft mühevoll. Das Bücken fällt schwer, viele Positionswechsel sind mit einem Hartwerden des Bauches verbunden. Ungeduld und Unruhe machen sich breit.

Obwohl diese Zeit mit vielen Wehwehchen behaftet ist, ist es wichtig, sich nicht aus der Ruhe bringen zu lassen. Eine Geburt ist ein natürlicher Vorgang, der eine eigene Gesetzmäßigkeit hat. Geburten, die von selbst beginnen, laufen meist rascher und unkomplizierter ab.

Hautjucken

Leider tritt manchmal noch in den letzten Wochen vor der Geburt ein lokales Hautjucken (Pruritus) mit einem Nesselausschlag auf, meist in der Bauchgegend. Dies kommt bei 20 Prozent der Schwangeren im letzten Drittel der Schwangerschaft vor. Es wird vermutet, dass hormonelle Einflüsse dies hervorrufen.

Meide alles, was die Haut austrocknet oder reizen könnte: zu heißes Duschen, Seifen, Weichspüler. Zu empfehlen sind ölige Waschsubstanzen, Meersalze oder Kieselerde. Creme deine Haut mit harnstoffhaltigen Pflegecremes ein.

Beeinträchtigtes Sehvermögen

Manche Schwangeren berichten vor allem im letzten Drittel der Schwangerschaft, dass ihr Sehvermögen beeinträchtigt sei. Eine Ursache könnte sein, dass es infolge des hormonell veränderten Wasserhaushalts zu einer Anschwellung der Hornhaut im Auge kommt und sich dadurch ein leichtes Hornhautödem bildet. Dies kann wegen der Veränderung der Lichtbrechung zu unscharfem Sehen und Kontaktlinsen-Unverträglichkeit führen. Die Hormone Progesteron, Relaxin und hCG wirken sich ebenfalls auf den Augeninnendruck aus, der als Folge davon sinken kann. Nach der Geburt klingen diese Symptome wieder ab. Kaufe dir deshalb während der Schwangerschaft besser keine neue Brille.

Kribbeln in Händen und Beinen

Durch den großen Uterus kommt es zur Verengung oder Dehnung von Nerven und Blutgefäßen. Dies kann zu einem Taubheitsgefühl und Kribbeln in den Beinen führen. Ebenso können solche Beschwerden in den Händen auftreten, wenn durch Wasseransammlung im Gewebe Druck auf einen Hauptnerv der

Hand entsteht. Dies wird als Karpaltunnelsyndrom bezeichnet. Eine Schiene stellt die Hand ruhig, dadurch werden die Beschwerden abgemildert. Das Taubheitsgefühl in den Fingern kannst du durch Massage der Handfläche mit einem Igelball reduzieren. Es kann vorkommen, dass das Karpaltunnelsyndrom bis in die frühe Stillzeit anhält.

Wehen

Die Schwangerschaftsbeschwerden, wie Kreuzschmerzen und Ziehen im Unterbauch, nehmen zu und sind meist unbedenklich. Sie können ein Hinweis sein, dass dein Körper sich nun auf die Geburt vorbereitet.

Unkoordinierten Schwangerschaftswehen (Braxton-Hicks-Kontraktionen) gehen allmählich in Senkwehen über. Die Senkwehen bewirken, dass das kindliche Köpfchen in Richtung Geburtskanal bewegt wird. Die hormonelle Auflockerung des Beckengürtels schafft Raum für ein Tiefertreten des kindlichen Kopfes. Sobald das Köpfchen des Kindes im Becken fixiert ist, wirst du dich schwer mit dem Hüftschwung tun. Aufrechte Körperhaltungen helfen, Becken- und Ischiasschmerzen zu reduzieren.

Schlafprobleme

Die Stimmung in den letzten drei Wochen vor dem Geburtstermin kann auch durch Schlaflosigkeit getrübt werden. Ab der 36. SSW wird die werdende Mutter auf die schlaflosen Nächte mit dem Baby vorbereitet. Da das kindliche Köpfchen auf die Blase drückt, kommt es zu einem vermehrten Harndrang und ein Durchschlafen ist nicht mehr möglich.

Oft werden die Schlafpositionen mehrmals in der Nacht gewechselt. Die Rückenlage ist in der späten Schwangerschaft jedoch nicht zu empfehlen, da es zu einem Vena-cava-Kompressionssyndrom kommen kann. Dabei drückt das Kind in der Gebärmutter auf die untere Hohlvene. Dies behindert den Blutfluss zum Herzen und führt zu einer Kreislaufstörung der Mutter. Meist ist sie mit Übelkeit und Unruhe verbunden. Für dein Wohlbefinden und das deines Kindes ist das Schlafen in der Seitenlage zu empfehlen.

Anna

Mein Bauch wird oft hart

» *Ich bin jetzt in der 38. SSW und mein Bauch wird oft sehr hart, tut aber nicht weh. Gerade beim Treppensteigen fühlt er sich so hart an wie ein Ball. Ich kann nicht durchschlafen, weil ich keine passende Schlafposition finde und dauernd auf die Toilette muss. Ich habe das Gefühl, meine Blase ist jetzt ständig voll. Ich muss genauso oft auf die Toilette gehen wie in der Frühschwangerschaft.* «

So entwickelt sich dein Baby

In neun Monaten wird aus einer winzigen befruchteten Eizelle ein kleiner Mensch. Was geht da genau vor sich? Und wie kannst du schon vor der Geburt eine Beziehung zu deinem Baby aufbauen?

Im Folgenden zeigen wir dir, wie sich dein Baby Woche für Woche entwickelt und was es schon alles kann. Durch Berühren der Bauchdecke und Sprechen kannst du schon sehr früh Kontakt zu ihm aufnehmen.

5.–8. Woche: Das Herz beginnt zu schlagen und die Arme und Beine wachsen. Der ausgebildete Blutkreislauf versorgt das Gehirn mit Sauerstoff. Der Tastsinn entwickelt sich. Die Wirbel und das Rückenmark werden gebildet. Am Ende des 2. Monats ist der Embryo 10 000-mal größer als die befruchtete Eizelle vor 42 Tagen.

9.–12 Woche: Die Embryonalphase endet mit der 10. Woche, der Embryo wird zum Fetus. Er sieht nun aus wie ein kleiner Mensch. Finger und Zehen werden sichtbar und die Niere ist in der Lage, Urin zu produzieren. Es entsteht ein dichtes Netz von Blutgefäßen, um dem steigenden Nährstoffbedarf gerecht zu werden. In diesem Stadium ist der Kopf der größte Körperteil. Die Geschlechtsorgane werden ausgebildet. Die Muskeln und das Nervensystem reifen und der Fetus ist nun in der Lage, erste Bewegungen auszuführen. Das Kind macht schon Schluckbewegungen.

13.–16. Woche: Der Fetus bekommt nun menschliche Gesichtszüge und ist in der Lage, komplexere Bewegungen zu machen. Er trinkt Fruchtwasser und übt sich in Atembewegungen, obwohl er den Sauerstoff über die Nabelschnur zugeführt bekommt und sich die Lungenbläschen erst nach der Geburt entfalten. Die Fingernägel sind nun vorhanden und das Skelett wird knochiger. Organe und Körpersysteme sind weitgehend ausgebildet. Im Ultraschall sind die äußeren Geschlechtsorgane gut erkennbar. Der Körper des Fetus ist mit kleinen Härchen bedeckt, der sogenannten Lanugo-Behaarung. Der Fetus ist noch recht dünn, da er noch kein Unterhautfettgewebe hat.

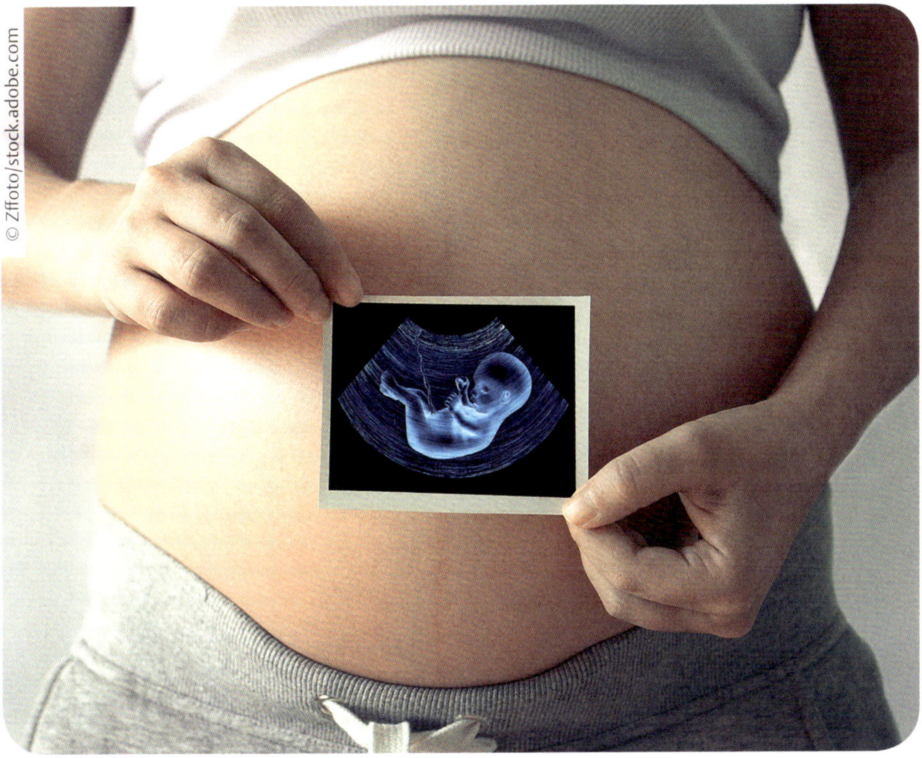

17.–20. Woche: Im 5. Monat werden erste Kindsbewegungen spürbar. Erstgebärende spüren diese oft erst später. Weitere Sinnesorgane bilden sich aus. Der Fetus reagiert nun auf Lichtreize, da sich die Netzhaut ausgebildet hat, und er kann Laute wahrnehmen. Das Hören von Musik in der Schwangerschaft kann einen positiven Einfluss auf das ungeborene Kind haben. Eine Studie von Partanen und Kollegen aus dem Jahr 2013 konnte zeigen, dass Babys sich später an Melodien erinnern, die ihnen während der Schwangerschaft vorgespielt wurden. Bei Messungen von Gehirnströmen von Babys bemerkten sie, dass die Kinder auf diese Melodien auch noch im vierten Lebensmonat nach der Geburt reagierten.[16]

21.–24. Woche: Die Zellen der kindlichen Hirnrinde reifen. Diese Zellen sind am bewussten Denken beteiligt. Schlafen und Wachen wechseln sich ab. Das Kind bewegt sich besonders in seinen Wachphasen. Die »Käseschmiere« (Vernix), die die Haut des Kindes schützt, wird vermehrt ausgebildet. Sie setzt sich hauptsächlich aus Wasser, Hautfett, Lanugo-Haaren und abgeschilferten Haut- und Schleimhautzellen zusammen. Durch die Käseschmiere kann das Kind bei der Geburt besser gleiten.

25.–28. Woche: Die Gesichtszüge werden ausgebildet, die Augenlider öffnen sich und die Wimpern haben sich entwickelt.

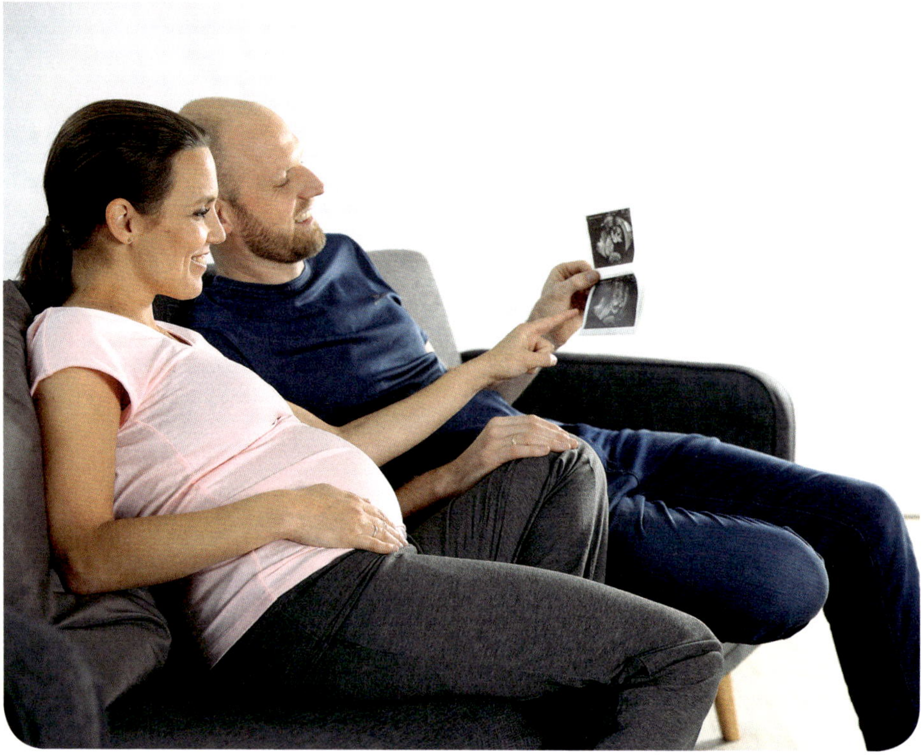

29.–32. Woche: Das Kind wächst und nimmt an Gewicht zu. Die Kindsbewegungen werden stärker wahrgenommen. Beim ungeborenen Kind bildet sich der Geschmackssinn aus, denn das Fruchtwasser enthält eine Vielzahl von Geschmacksrichtungen und Aromen. Was die Mutter in der Schwangerschaft isst, kann den Geschmackssinn des Kindes prägen. Eine französische Studie untersuchte die Reaktion von Neugeborenen auf den Geruch von Anis. In dieser Studie aßen einige Mütter in den letzten beiden Schwangerschaftswochen regelmäßig Anis, eine Kontrollgruppe dagegen nicht. Als den Neugeborenen am Tag ihrer Geburt der Geruch von Anis angeboten wurde, wandten sich die Säuglinge, deren Mütter in der Schwangerschaft kein Anis zu sich nahmen, weit häufiger mit einem negativen Gesichtsausdruck ab als die der anderen Mütter. Diese unterschiedlichen Reaktionen waren auch vier Tage nach der Geburt noch zu beobachten, obwohl alle Mütter auf Anis verzichtet hatten.[17]

33.–36. Woche: Die meisten Babys liegen nun in der optimalen Gebärposition, das heißt mit dem Kopf nach unten. Das kindliche Drüsensystem ist gut ausgebildet. In der Lunge wird eine oberflächenaktive, seifige Substanz, das Surfatant, gebildet. Diese bereitet die Lungenbläschen auf den ersten Atemzug vor, indem sie ihre Dehnbarkeit ermöglicht. Ab der 33. SSW nimmt das Kind pro Woche etwa 200 g zu.

37.–40. Woche: Die Entwicklung des Kindes ist abgeschlossen und der Körper ist rundlich. Die Gehirnaktivität des Fetus nimmt stark zu. Das Kind produziert das Hormon Kortison, das seine Lungen für die selbstständige Atmung reifen lässt. Zum Geburtstermin hin liegen die meisten Kinder mit dem Kopf nach unten in Richtung Geburtskanal und nur fünf Prozent der Kinder liegen in der Steißlage, das heißt mit dem Kopf nach oben.

Dein Baby spürt Berührungen

Eine Haptik-Fetus-Studie von 2015 hat gezeigt, dass ungeborene Kinder positiv auf Berührungen über die Bauchdecke der Mutter reagieren.[18] Je älter das Ungeborene ist, umso mehr reagiert es auf diese Berührung. Wenn beide Eltern schon während der Schwangerschaft mit dem Kind in Kontakt treten, stärkt das die Eltern-Kind-Beziehung. Auch dein Partner kann die Hand auf deinen Bauch legen und die Kindsbewegungen spüren. Je größer das ungeborene Kind wird, umso stärker sieht man die Auswölbungen der Gliedmaßen in der Bauchdecke der Mutter. Oft hat man den Eindruck, dass das Kind sich in die Hände hineinbewegt und den Kontakt sucht. Die haptische Wahrnehmung beruht auf dem Tastsinn. Schon früh in der Schwangerschaft wird dieser Tastsinn angelegt und hilft dem Kind, sich räumlich zu orientieren.

Dein Kind hört mit

Ab der 22. SSW kann dein Kind hören. Die wichtigsten und lautesten Töne, die ein Kind wahrnimmt, sind der Herzschlag der Mutter und die Stimmen der Eltern. Es hat sich gezeigt, dass Kinder nach der Geburt tatsächlich die Satzmelodie erkennen und entsprechend positive Verhaltensmuster zeigen. Aus meiner Erfahrung kann ich dies bestätigen: Babys lassen sich am besten von den Eltern beruhigen. Das Baby kennt auch die Stimme deines Partners und lässt sich auch durch seine Stimme beruhigen.

Basisübung: Atmung

Als Hebamme weiß ich, wie unterschiedlich die Zugänge der Frauen zu Schwangerschaft und Geburt sind, und es ist mir sehr wichtig, Frauen zu stärken, damit sie ihren Weg finden und zur Ruhe kommen. In Ruhe ist es nämlich viel leichter zu erkennen, was man wirklich will. Darum ist ein guter erster Schritt, bewusst Ruhe zu suchen. Selbst wenn es nur ein kurzer Moment am Tag ist, kann dieser Moment der Ruhe die Weichen für eine selbstbestimmte Geburt stellen.

Nun zeige ich dir eine Einstiegsübung, die ich gern zu Beginn meines Geburtsvorbereitungskurses mache. Sie dauert nur ein paar Minuten, kann jedoch deine Körperwahrnehmung verändern und dazu beitragen, dass du entspannter und aufmerksamer für das Wesentliche wirst. Du wirst in einen Zustand konzentrierter Aufmerksamkeit kommen. Bei dieser Übung geht es nicht darum, wie du atmest, sondern dass du deinen Atem bewusst und aufmerksam wahrnimmst.

Nimm dir täglich ein paar Minuten Zeit für diese Übung und du wirst sehen, dass du die Signale deines Körpers viel bewusster wahrnehmen kannst.

- Wähle ein ruhiges Lieblingsplätzchen in deiner Wohnung und setze dich bequem auf einen Stuhl oder ein Sofa.
- Spüre dein Einatmen und nimm bewusst auch dein Ausatmen wahr.
- Nun schließe die Augen und bleibe konzentriert beim Atemgeschehen: Gib dich der Atmung ohne Anstrengung und ohne Kontrolle hin. Bleibe entspannt sitzen und lasse die Augen geschlossen. Versuche, an nichts zu denken und nur deinen Atem zu spüren. Sobald es dir gelingt, dich auf deine Atmung zu konzentrieren, wirst du den Atemprozess selbst erleben.
- Deine Aufgabe ist es, für einige Minuten mit geschlossenen Augen ganz beim Atmen zu sein. Wenn die Gedanken abschweifen, und sie werden es tun, nicht werten. Sondern versuche immer wieder von Neuem, dich auf deinen Atem zu konzentrieren.
- Vielleicht wirst du das Gefühl haben, dass du nicht genug Luft bekommst, und bemerken, dass dies an deiner Körperhaltung liegt. Um besser atmen zu können, wirst du dich dann bewusst aufrichten.

Wirkung: Im Augenblick wach sein, sich nicht ablenken lassen, das Gedankenkarussell anhalten, innerlich zur Ruhe kommen. Nebenbei entwickelst du ein besseres Körpergefühl.

Easy Breathing

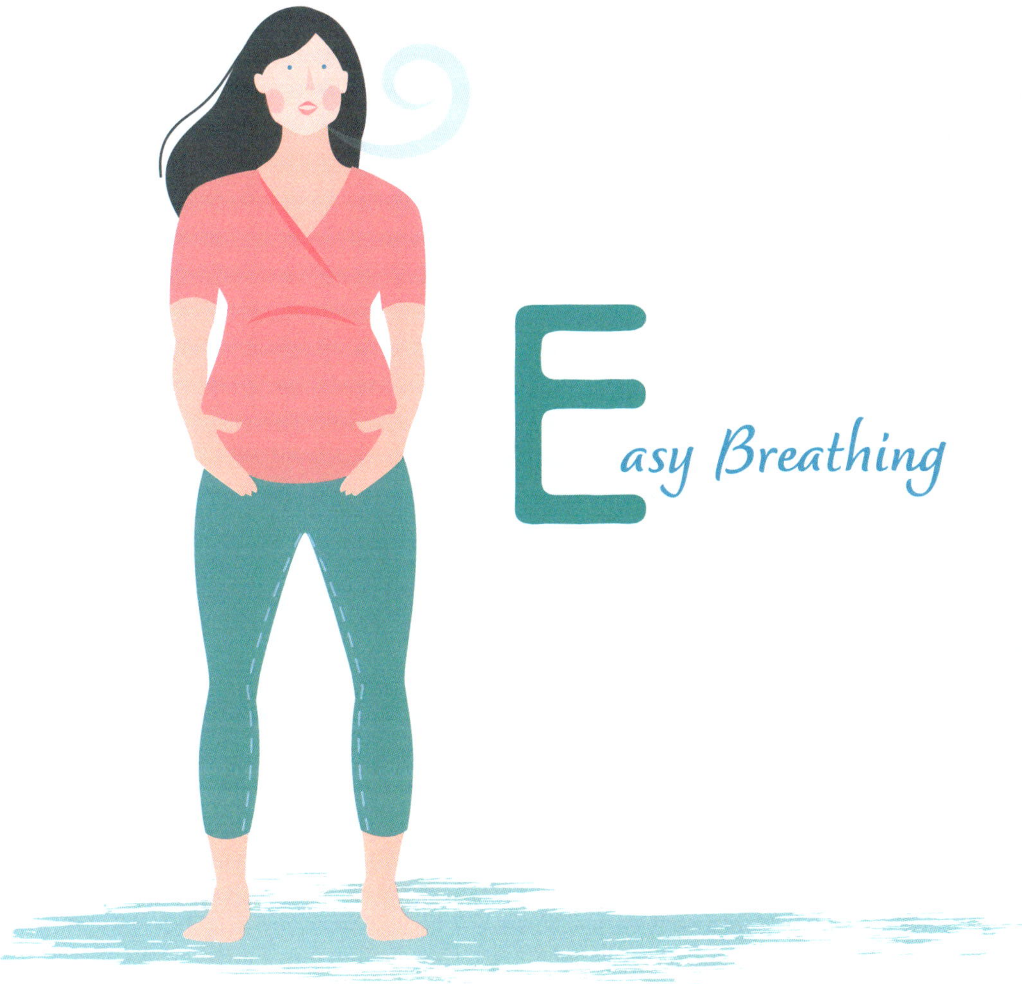

Bewusste Atmung

Eine bewusste Atmung hat viele Vorteile, während der Schwangerschaft ebenso wie bei der Geburt. Außerdem kann sie Angst und Stress minimieren.

Im Kapitel »Easy Breathing« erklären wir dir, warum sich das Atemverhalten schon früh in der Schwangerschaft verändert und wie das vegetative Nervensystem Einfluss auf das Geburtsgeschehen nimmt. Dein ungeborenes Kind profitiert während der Wehe von deiner bewussten Atmung, da die Sauerstoffversorgung positiv beeinflusst wird. Auch die Gebärmutter benötigt für ihre Wehenkraft Sauerstoff, um die nötige Energie aus dem Stoffwechsel für ihre Muskelarbeit zu erhalten. Im Folgenden gehen wir daher im Detail auf die Atmung in der Schwangerschaft und während der ersten Phase der Geburt ein.

Veränderte Atmung

Schon früh in der Schwangerschaft verändern Hormone dein Atem- und dein Herz-Kreislauf-System. Es ist erstaunlich, dass sich bereits in der 3. SSW dein Atemverhalten grundlegend ändert. Noch bevor du weißt, dass du schwanger bist, kannst du schon in Atemnot kommen (Seite 13). Diese Veränderungen im Atemsystem sind notwendig, um dem erhöhten Sauerstoffbedarf von Mutter und Kind gerecht zu werden. So benötigst du am Ende der Schwangerschaft bis zu 20 Prozent mehr Sauerstoff als vor der Schwangerschaft.

Dein gesamtes Blutvolumen nimmt während der Schwangerschaft um etwa 1,5 Liter zu. Diese rasche Zunahme des

Atemübung bei Zwerchfellhochstand

Wie unten beschrieben, bewirkt der Zwerchfellhochstand, dass sich die Rippenbögen nach außen dehnen. Folgende Atemübung bringt rasche Hilfe:

- Setze dich aufrecht und breit auf einen Stuhl.
- Deine Füße haben einen guten Kontakt zum Boden.
- Lege die rechte Handfläche auf den linken Rippenbogen.
- Atme durch die fast geschlossenen Lippen mehrmals hintereinander auf »Pf«–»Pf«–Pf«–»Pf« aus, ähnlich einer alten Dampflok.
- Streiche gleichzeitig beim Ausatmen mit der Handfläche entlang des Rippenbogens mit leichter Druckbewegung nach außen, Richtung Rücken.
- 3-mal wiederholen, dann Seite wechseln.

Blutvolumens beginnt schon in der 6. SSW und hat einen indirekten Einfluss auf deine Atmung.[19]

Bei der Atmung leistet das Zwerchfell die Hauptarbeit. Das kuppelförmige Zwerchfell ist der wichtigste Atemmuskel. Dieser trennt Brust- und Bauchraum voneinander und zieht sich bei der Einatmung zusammen. Schon in der Frühschwangerschaft verlagert sich das Zwerchfell um 4 cm im Brustkorb nach oben. Dies passiert, obwohl der kaum vergrößerte Uterus, die Gebärmutter, in der Frühschwangerschaft noch gar keinen Druck auf das Zwerchfell ausüben kann.[20] Ursache für diesen Hochstand des Zwerchfells sind massive hormonelle Veränderungen. Schon ab der 7. SSW kommt es aufgrund dieser anatomischen Veränderung oft zu einer Hyperventilation, das heißt, deine Atmung wird schnell und flach. Oft kann, noch bevor der Schwangerschaftstest positiv ist, beim Treppensteigen Kurzatmigkeit auftreten.

Bewusste Atem- und Entspannungsübungen können einer Kurzatmigkeit in der Schwangerschaft entgegenwirken. Leichte sportliche Betätigung und bewusste Ernährung helfen, überflüssige Gewichtszunahme, die eine Kurzatmigkeit noch verstärkt, zu reduzieren.

Veränderung des Brustkorbs

Auch dein knöcherner Brustkorb verändert sich schon früh in der Schwangerschaft. Durch die hormonelle Auflockerung weitet sich der Brustkorb nach außen. Das erklärt, warum schon in der Frühschwangerschaft, noch bevor die Brüste sich wesentlich vergrößern, der BH zu eng wird und die Bluse nicht mehr passt. Der Winkel zwischen den Rippenbögen am Brustbein vergrößert sich von etwa 68 Grad auf bis zu 103 Grad. Der Brustkorb-Durchmesser nimmt um etwa 2 cm zu, der Brustumfang vergrößert sich sogar um ungefähr 15 cm.[21]

Diese anatomischen Veränderungen führen auch dazu, dass tiefer eingeatmet werden kann und sich das Atemvolumen deutlich vergrößert. Erstaunlicherweise sind die Veränderungen des Brustkorbs nicht vollständig reversibel. Gerade Opernsängerinnen profitieren nach einer Schwangerschaft von dem erweiterten Brustkorb.[22]

Susan

Ich dachte, ich hätte einen grippalen Infekt

» *Bevor ich wusste, dass ich schwanger war, fühlte ich mich ständig müde und schlief schlecht. Beim Treppensteigen war ich kurzatmig und fand die Yoga-Stunden besonders anstrengend. Ich tippte zunächst auf einen grippalen Infekt. Erst später wurde mir bewusst, dass es mit der Schwangerschaft zusammenhing.* «

Vergrößerung der Gebärmutter

Mit fortschreitender Schwangerschaft vergrößert sich die Gebärmutter. Sie drückt im letzten Schwangerschaftsdrittel gegen das Zwerchfell und presst die Lunge von unten zusammen. Dieser Druck auf die Lunge lässt jedoch dann wieder nach, wenn das Baby weiter unten ins Becken rutscht (ab der 37. SSW). Durch die tiefere Position des Kindes im mütterlichen Becken bleibt nun der Lunge wieder mehr Platz, sodass das Atmen wieder leichter fällt.

Auch durch Hormone verändert sich die Atmung

Neben den anatomischen Veränderungen stimulieren Hormone die Atmung. Insbesondere das Hormon Progesteron führt dazu, dass die Sensibilität der peripheren und zentralen Chemorezeptoren für Kohlendioxid verringert wird.[23] Das bedeutet, dass schon eine geringere Kohlendioxidkonzentration den Atemantrieb stimuliert und die Schwangere tiefer atmen kann. Obwohl sich die Atemzüge pro Minute nicht wesentlich verändern, erhöht sich die eingeatmete Luftmenge um etwa 20 bis 40 Prozent.

Das Restvolumen, das nach der Ausatmung in Lunge und Atemwegen zurückbleibt, verringert sich. Durch diesen Effekt vermischt sich eine größere Menge Frischluft mit der verbliebenen Restluft in der Lunge. Das führt dazu, dass der Gasaustausch der Schwangeren sogar um bis zu 70 Prozent zunimmt.

Eine optimale Sauerstoffversorgung während der Schwangerschaft ist für dein Kind lebensnotwendig. Im Vergleich zur Situation vor der Schwangerschaft enthält dein Blut jetzt deutlich weniger Kohlendioxid. Dieser Zustand ist wichtig, damit du das Abfallprodukt Kohlendioxid deines ungeborenen Kindes über die Plazentaschranke in deinen Blutkreislauf aufnehmen und dann ausatmen kannst.

Dein Blut ist durch hormonelle Veränderungen leicht basisch (pH über 7,45). Diese normale Verschiebung im Säure-Basen-Haushalt begünstigt die Versorgung deines Kindes mit lebenswichtigen zirkulierenden Elektrolyten wie Natrium, Kalium und Kalzium über die Plazentaschranke. Die Plazentaschranke ist ein »Gewebefilter« und trennt den mütterlichen vom kindlichen Blutkreislauf.

Bewusstes Atmen hilft bei der Geburt

Bewusstes Atmen versorgt nicht nur die werdende Mutter und das ungeborene Kind optimal mit Sauerstoff, sondern es ist auch essenziell für die Wehenbildung. Eine bewusste Atmung kann die Wehentätigkeit positiv beeinflussen. Besonders während der Geburt, also in der Phase, in der der Gebärmuttermuskel Höchstleistungen erbringt, benötigt dieser ausreichend Sauerstoff für seinen Energiestoffwechsel, damit sich seine Muskelzellen zusammenziehen können.

Sauerstoff ist die Basis für den Energiestoffwechsel jeder einzelnen Körperzelle, bei dem Glukose verbrannt und dadurch Energie gewonnen wird. Dieser Prozess wird auch als Zellatmung bezeichnet. Wenn Zellen Sauerstoff für diesen Glukoseabbau brauchen, wird Energie in Form von ATP (Adenosintriphosphat) und das »Abfallprodukt« Kohlendioxid frei. Das Blut nimmt das Kohlendioxid jeder Zelle auf und gibt es bei der Ausatmung über die Lunge an die Luft ab. Umgekehrt nimmt das Blut über die Einatmung Sauerstoff auf und gibt es an die einzelnen Körperzellen ab. Die bei der Zellatmung gewonnene Energie in Form von ATP wird für die Muskelkontraktion zwingend benötigt. Ohne die von ATP übertragene Energie kann sich der Muskel nicht zusammenziehen.

Ganz erstaunlich ist, dass in der Schwangerschaft das mechanische Leistungsvermögen der Gebärmuttermuskulatur stark zunimmt. Der beschriebene Energieträger ATP kann durch gewisse Veränderungen in den sich zusammenziehenden Muskelzellen der Gebärmutter besser ausgenutzt werden als im nicht schwangeren Zustand.[24]

Oft kommt es in der Schwangerschaft zu einer Kurzatmigkeit. Ein bewusstes Atmen kann helfen, dem entgegenzuwirken. Dieses bewusste Atmen hat den Vorteil, dich und dein Kind optimal mit Sauerstoff zu versorgen und die Kurzatmigkeit gar nicht aufkommen zu lassen.

Verschiedene Atemtechniken

Das Atmen durch die Nase versorgt die Lunge mit 10 bis 20 Prozent mehr Sauerstoff pro Atemzug im Gegensatz zur Mundatmung.[25] Die Nasenatmung wird während der Schwangerschaft bewusst zur Entspannung eingesetzt.

Es hat sich gezeigt, dass das Einatmen durch die Nase viele Vorteile bringt: Staubpartikel und Keime werden durch die Flimmerhärchen aufgefangen und die eingeatmete Luft wird durch die Schleimhäute befeuchtet und auf annähernd Körpertemperatur erwärmt.

Während einer Wehe ist eine alleinige Nasenatmung (Ein- und Ausatmen durch die Nase) kaum mehr möglich. Daher wird bei der Wehen-Atmung der Fokus auf das verlängerte Ausatmen durch den Mund gerichtet, da das Einatmen dann automatisch erfolgt. Das verlängerte Ausatmen leert die Lunge und gibt mehr Raum, tiefer einatmen zu können.

Lippenbremse

Das Erlernen der Atemtechnik »Lippenbremse« ist eine gute Möglichkeit, das Einatmen durch die Nase zu trainieren. Die Lippenbremse kannst du während der Schwangerschaft bei Stress oder Schwangerschaftsbeschwerden bewusst einsetzen. Versuche, die Lippenbremse in deinen Alltag zu integrieren. Wenn du angespannt oder nervös bist, atme bewusst mit der Lippenbremse aus. Sie ist eine therapeutische Atemtechnik, die die Sauerstoffaufnahme der Lunge verbessern kann. Die Luft strömt dabei langsam gegen den leichten Widerstand der Lippen aus deinem Mund. Dadurch weiten sich die Atemwege. Wie es genau geht, erklären wir im Abschnitt »Atmung mit der Lippenbremse« (Seite 40).

Der Vorteil dieser Atemtechnik liegt insbesondere darin, dass nach dem Ausatmen automatisch mehr Luft eingeatmet werden kann. Ziel ist es, bewusst länger auszuatmen, damit das Einatmen ohne Anstrengung erfolgt. Durch das lange Ausatmen entleert sich die Lunge besser und es bleibt weniger Restluft in der Lunge zurück, daher kann mehr frische Luft eingeatmet werden.

Das kommt dir und deinem Kind sowohl in der Schwangerschaft als auch während der Geburt zugute. Bei Wehenbeginn, in der ersten Phase der Geburt, die man Eröffnungsphase nennt, ist sie eine große Hilfe, dich und dein Kind während der Wehe optimal mit Sauerstoff zu versorgen. Wehen sind für deinen Körper Schwerstarbeit. Man sagt: Bei der Geburt verbraucht dein Körper so viel Energie, als würdest du einen 3000 m hohen Berg mit einem schweren Rucksack besteigen.

Oft führt bewusstes Atmen in einen meditativen, entspannten Zustand. Wenn du dich auf deinen Atem konzentrierst, hilft dir das, den Wehenschmerz anzunehmen. Eine koordinierte Wehe dauert 45–60 Sekunden. Wenn du nach jedem Einatmen bewusst verlängert mit der Lippenbremse ausatmest, kommst du auf etwa 6–8 Atemzüge pro Wehe. Probiere aus, wie viele Atemzüge du in dieser Zeitspanne benötigst. Lass eine Stoppuhr mitlaufen. Empfehlenswert sind 6–8 Atemzüge pro Minute.

Die Lippenbremse kann auch schon während der Schwangerschaft eingesetzt werden. Ihre Anwendung ist hilfreich bei Beschwerden wie zum Beispiel bei Dehnung der Mutterbänder (Seite 16) und bei unangenehmen Schwangerschaftswehen. Wenn du ein Ziehen in der Leistengegend spürst, versuche, dich mit der Lippenbremse von dem Schmerz abzulenken. Durch bewusstes Atmen kann die Wahrnehmung des Schmerzes verändert werden.

Tipp: Verbinde deine persönlichen Workout-Übungen mit der Lippenbremse, indem du bewusst verlängert ausatmest. So trainierst du mit Körperarbeit deinen Atem. Sollst du dich nicht sportlich betätigen, übe die Lippenbremse gemütlich im Sitzen oder Liegen.

Die Lippenbremse ist einfach zu erlernen. Wichtig ist, dass du eine korrekte Haltung einnimmst. Das ermöglicht dir, tiefer Luft zu holen, da sie dem Zwerchfell mehr Raum gibt. Nimmst du eine korrekte Haltung ein, wird dein Becken aufgerichtet und gibt deinem Kind in den letzten Schwangerschaftswochen und während der Geburt mehr Raum, um sich im Beckeneingang gut zu positionieren. Das Sitzen mit überschlagenen Beinen in den letzten Wochen vor der Geburt ist eher kontraproduktiv. Übe daher von Anfang an das korrekte Sitzen und Stehen mit der Lippenbremse. Auf den folgenden Seiten zeigen wir dir genau, wie es geht.

Die richtige Körperhaltung

» Für die gesamte Schwangerschaft

In den letzten vier Wochen vor dem Geburtstermin bereitet sich dein Körper auf die Geburt vor. Dein Gebärmutterhals reift und die Senkwehen bewirken, dass das kindliche Köpfchen Richtung Becken bewegt wird. Das korrekte Stehen und das aufrechte Sitzen in den letzten Wochen vor der Geburt helfen dem Baby, sich gut mit dem Köpfchen im Beckeneingang einzustellen. Deshalb ist es besonders in dieser Zeit wichtig, dass du auf eine gute Haltung achtest.

Korrektes Stehen: Beim Stehen sollten deine Füße einen guten Kontakt zum Boden haben. Stelle dich breitbeinig und mit festem Stand hin, wie ein Opernsänger auf der Bühne, und positioniere deine Knie etwas breiter als die Hüften. Dieses korrekte Stehen ermöglicht dem kindlichen Kopf, eine gute Position im Beckeneingang zu finden.

Korrektes Sitzen: Beim Sitzen auf einem Stuhl oder Gymnastikball achte darauf, dass deine Sitzbeinhöcker einen guten Kontakt zur Sitzfläche haben. Mit einem Trick wird dir das leicht gelingen:

- Setze dich gerade hin, achte darauf, dass deine Füße einen guten Kontakt zum Boden haben und deine Knie breiter als die Hüften positioniert sind.
- Nun schiebe deinen rechten Handrücken unter deine rechte Pobacke, bis du mit deinem Handrücken deinen rechten Sitzbeinhöcker spürst.
- Bewege jetzt dein Becken seitlich hin und her. Das hilft dir, den Sitzbeinhöcker noch besser zu spüren.
- Ziehe nun den Handrücken weg und du wirst sofort bemerken, dass du auf der rechten nachgespürten Seite tiefer sitzt. Auch deine rechte Schulter wird tiefer sein als die linke.
- Damit du auf beiden Seiten gleich tief sitzt, wiederhole das Prozedere nun auch auf der linken Seite. Jetzt hat dein Becken einen guten Kontakt zur Sitzfläche.
- Damit sich auch deine Wirbelsäule gut aufrichten kann, ist es hilfreich, unter dein Steißbein eine kleine Sitzhilfe zu legen, zum Beispiel die Ecke eines Kissens. Auf einmal wirst du fühlen, wie leicht dir das aufrechte Sitzen fällt.

Wirkung: Hilft, Fehlhaltungen der Wirbelsäule durch die zunehmende Belastung der wachsenden Gebärmutter entgegenzuwirken. Wirkt auch Verspannungen an der Wirbelsäule entgegen.

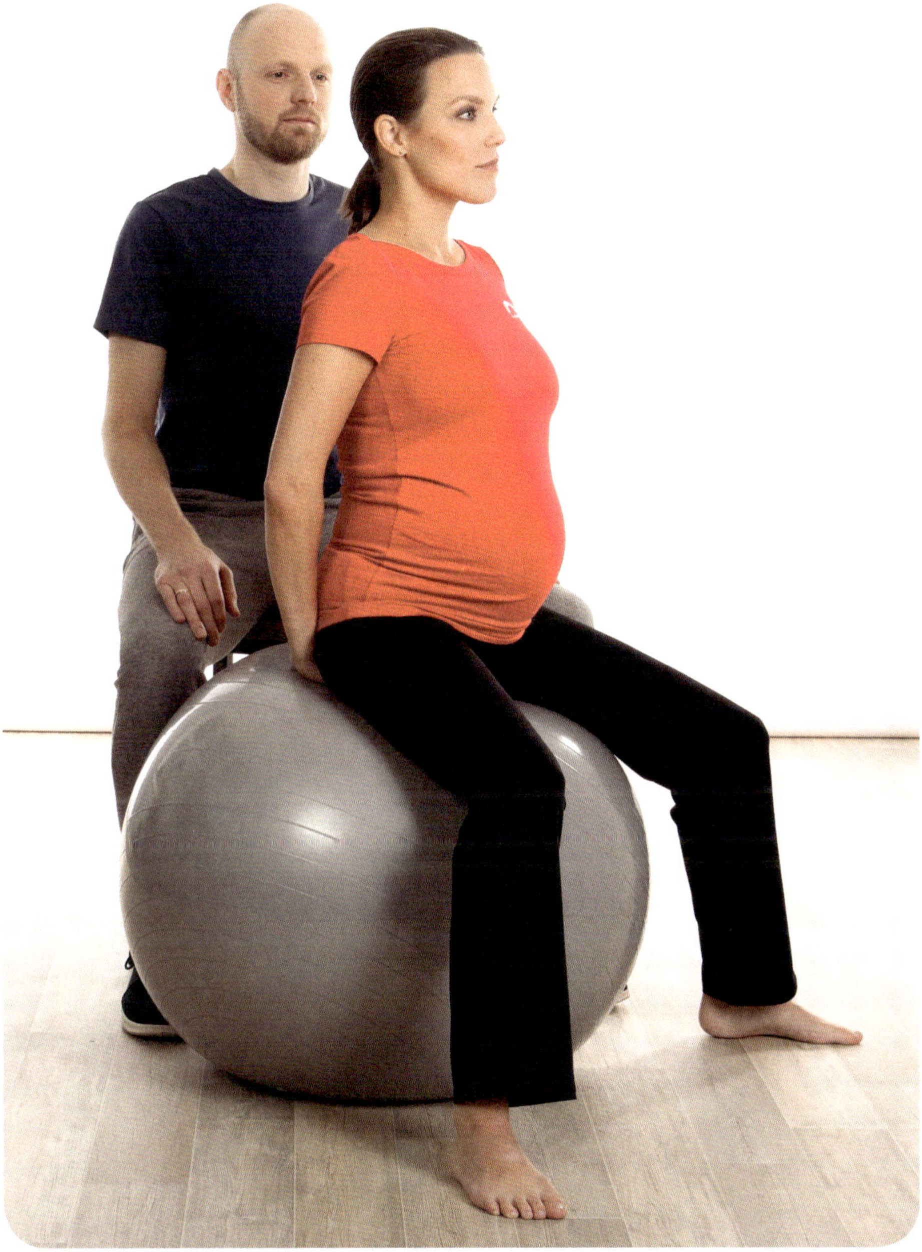

Atmung mit der Lippenbremse

» Für die Eröffnungsphase

Die Lippenbremse versorgt dich und dein Kind während der Eröffnungsphase der Geburt gut mit Sauerstoff.

- Setze dich aufrecht und bequem auf einen Stuhl oder einen Gymnastikball.
- Atme entspannt durch die Nase ein.
- Lege nun den Fokus auf dein Ausatmen.
- Öffne deine fast geschlossenen Lippen zu einem engen Spalt.
- Atme nun mit fast geschlossenen Lippen langsam abgebremst durch die Lippen aus.
- Schließe deinen Mund und atme wieder entspannt durch die Nase ein. Das Ausatmen erfolgt wieder abgebremst mit zu einem Spalt geschlossenen Lippen.
- 6–8 Atemzüge pro Wehe (45–60 Sekunden) sind zu empfehlen.

Variante:

- Dein Partner setzt sich hinter dich und legt seine Hände auf deine seitliche Brustkorbwand. So kann er dein Ein- und Ausatmen erspüren.
- Zählt miteinander, wie oft du in 45 Sekunden mit der Lippenbremse ausatmest. Dann wisst ihr schon, wie viele Atemzüge du pro Wehe durchführst.
- Während der Geburt kann dein Partner mit dir mitatmen, wenn du aus dem Atemrhythmus kommst.
- Hilfreich ist es auch, langsam mitzuzählen. Dieses Mitzählen kann dir helfen abzuschätzen, wie lange die Wehe noch dauert.

Wirkung: Wirkt entspannend auf das vegetative Nervensystem, regt den Parasympathikus an, sorgt für Entspannung und vermindert Stress.

Tipp: Übt einmal pro Tag 1–2 fiktive Wehen und ihr seid ein unschlagbares Team.

Entspannungsübung mit der Lippenbremse

Wenn du den Fokus beim Ausatmen auf bestimmte Körperregionen lenkst, kann dir das helfen, deine Wahrnehmung positiv zu verändern. Kreuzschmerzen können beispielsweise während der Wehe als weniger schmerzhaft empfunden werden. Während der Eröffnungswehe stelle dir vor, der warme Atem mache das Gewebe deines Muttermundes weich und dehnbar.

- Schicke beim Ausatmen mit den fast geschlossenen Lippen den Luftstrom in eine Körperregion deiner Wahl.
- Stelle dir vor, Wärme durchströme diese Region und sie werde warm und gut durchblutet.

Haltungsübungen mit der Lippenbremse

Die folgenden Übungen sind ab der 34. SSW (etwa sechs Wochen vor dem Geburtstermin) zu empfehlen. So kannst du schon in der Schwangerschaft dein Kind unterstützen, sich so zu positionieren, dass sein Köpfchen bei der Geburt mit dem kleinsten Radius ins Becken eintreten kann.

Position im Vierfüßlerstand:

- Gehe einmal pro Tag in den Vierfüßlerstand und lass deinen Bauch locker hängen.
- In dieser Position sollen die Knie weiter als die Hüfte am Boden aufliegen.
- Deine Schienbeine und deine Fußrücken liegen auf dem Boden auf.
- Deine Handflächen haben einen guten Kontakt zum Boden, die Fingerspitzen schauen nach vorn und die Arme sind durchgestreckt.
- Dein Kopf ist gesenkt.
- Verweile einige Minuten in dieser Position.
- Atme zur Entspannung mit der Lippenbremse aus.

Variante mit dem Gymnastikball: Lege deinen Kopf auf den Gymnastikball und umarme ihn. Dabei muss dein Bauch frei beweglich sein.

Position im Sitzen:

- Setze dich gerade auf einen Stuhl, wie bei der Atmung mit der Lippenbremse (Seite 40) beschrieben.
- Achte darauf, dass deine Knie tiefer sind als deine Hüften.

Das Sitzen auf einer Couch mit tiefer Sitzfläche ist nicht zu empfehlen, da die Knie dann höher positioniert sind als die Hüften und dadurch der Beckeneingang verengt wird.[26]

So profitiert dein Baby von deiner Atmung

Eine deutsche Studie hat gezeigt, dass der Atemrhythmus der werdenden Mutter den Herzschlag des Kindes beeinflussen kann.[27] Das Kind ist in der Lage, den Herzschlag der Mutter wahrzunehmen und seinen Herzschlag an den der Mutter anzupassen. Zeitweise schlagen die Herzen von Mutter und Kind synchron. Ein synchroner Herzschlag könnte ein Hinweis nicht nur auf eine körperliche, sondern auch auf eine emotionale Verbindung sein.

Hebamme Johanna

Das Baby profitiert von einer bewussten Atmung der Mutter

» *Schon bei den CTG-Kontrollen[28] in der Schwangerschaft kann man sehen, wie sich die Herzfrequenz des Kindes verändert, wenn die werdende Mutter angespannt ist und unbewusst die Luft anhält. Die Herzfrequenz des ungeborenen Kindes beträgt 120–160 Schläge pro Minute. Sie variiert innerhalb dieser Bandbreite recht stark. Schläft das Kind, ist die Herzfrequenz meist niedriger, da das Kind sich weniger bewegt. Bewegt sich das Kind viel, steigt auch die Herzfrequenz. Man nennt dies in der Fachsprache eine »bewegungssynchrone Akzeleration«.*

Manchmal kommt es vor, dass bei der CTG-Kontrolle die werdende Mutter angespannt ist, weil sie zum Beispiel das Kind weniger gespürt hat. Unbewusst hält sie dann vor Aufregung die Luft an. Oft verändert dieses kurzfristige Anhalten der Luft auch die CTG-Kurve, das heißt, die Herzfrequenz des Kindes wird niedriger und engmaschiger. Wenn mir das auffällt, schaue ich zunächst, ob die werdende Mutter die Luft anhält. Ich verwickele sie in ein Gespräch, denn wer spricht, atmet auch. In den meisten Fällen dauert es nur einige Momente, bis die Herzfrequenz wieder ansteigt und die Kurve sich normalisiert. Mache ich die Frauen dann darauf aufmerksam, dass sie die Luft angehalten haben, antworten sie mir meist, dass sie in Stresssituationen unbewusst so handeln. Kurzfristig ist das kein Problem, aber der kleine Untermieter freut sich, wenn dieser Zustand nicht zu lange andauert. «

Atmung und vegetatives Nervensystem

Das vegetative Nervensystem wird auch autonomes Nervensystem genannt und steuert automatisch, unabhängig vom Willen des Menschen, die Körperfunktionen. Die Funktion des vegetativen Nervensystems ist die Aufrechterhaltung des inneren Gleichgewichts (Homöostase). Die Atmung sowie andere lebenswichtige Funktionen, wie Herztätigkeit, Magen-Darm-Tätigkeit und Stoffwechsel, werden vom vegetativen Nervensystem reguliert. Du kannst durch deine bewusste Atmung gezielt Einfluss auf dein vegetatives Nervensystem nehmen.

Das vegetative Nervensystem unterteilt sich in zwei Hauptkomponenten, die sich oft als Gegenspieler regulieren: das sympathische und das parasympathische Nervensystem. Teilweise ergänzen sich diese beiden Anteile, teilweise arbeiten sie aber auch gegensätzlich. Zusammenfassend lässt sich sagen, dass der Sympathikus hauptsächlich für leistungsfördernde Signale verantwortlich ist, während der Parasympathikus in erster Linie erholungsfördernde Signale steuert, zum Beispiel in der Verdauungsphase oder im Nachtschlaf. Sympathikus und Parasympathikus sind immer aktiv, jedoch in ganz unterschiedlicher Intensität.

Eine Hypothese zur Evolution des Menschen besagt, dass unter Stress beim Menschen der Sympathikus aktiviert ist und überwiegt. Dies führt zu einer »fight-or-flight response«, also einer Kampf-oder-Flucht-Reaktion. Bei Stress kommt es zur Ausschüttung der Hormone Adrenalin, Noradrenalin und Cortisol, die den gesamten Körper aktivieren. Dies ist zunächst eine sinnvolle Körperreaktion, da dem Körper Energie dafür bereitgestellt wird, auf die jeweilige Bedrohung adäquat zu reagieren. Wenn der Sympathikus in der Stressreaktion überwiegt, kommt es zur Erweiterung der Pupillen, die Herzfrequenz steigt, die Schweißbildung wird angeregt, der Körper wird allgemein in Alarmbereitschaft versetzt. Kämpfen, Fliehen oder Erstarren sind die Optionen.

Der Gegenspieler des Sympathikus ist der Parasympathikus, der bei der Reduktion von Angst und für die Rückführung in den ursprünglichen Zustand die entscheidende Rolle spielt. Entspannungstechniken wie Meditation, progressive Muskelentspannung, Yoga, autogenes Training oder Ähnliches unterstützen den Anteil des Parasympathikus. Gerade bei einer Hyperventilation, bei Muskelspannungen oder Unruhe ist es vorteilhaft, den Körper mit einer bewussten Atmung in einen Zustand zu bringen, in dem der Parasympathikus wieder überwiegt.

Sympathikus und Parasympathikus bei der Geburt

Im Geburtsverlauf kommt es zu einem komplexen, harmonischen Wechselspiel

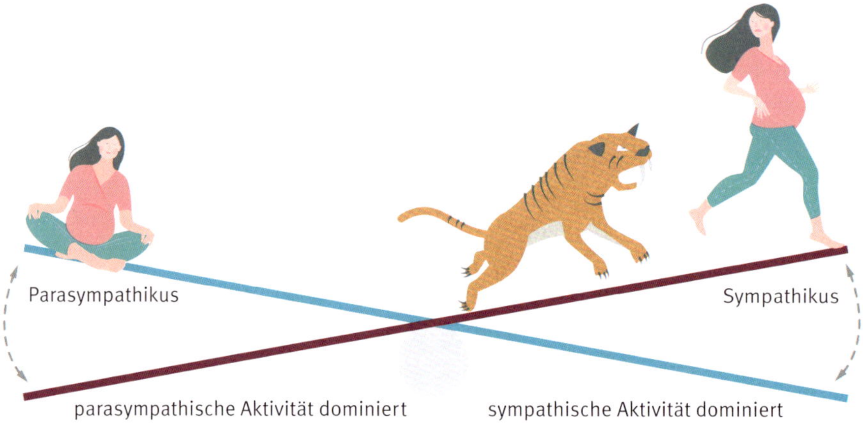

von Sympathikus und Parasympathikus, das durch den Wechsel von Schmerz und Entspannung während der Wehen ermöglicht wird. Entscheidend dabei ist die rhythmische Unterbrechung des Schmerzes in den Wehenpausen. Dann kannst du tiefe Ruhe und Entspannung finden. Diese Entspannung aktiviert das parasympathische Nervensystem.

Atem- und Entspannungsübungen sind ein gutes Werkzeug, um im Geburtsverlauf den erholungsbringenden Parasympathikus zu aktivieren.

Fühlt sich eine Frau während der Geburt stark unter Stress gesetzt und ihre Angst überwiegt, kommt ihr Körper in Alarmbereitschaft. Die Wirkung des Sympatikus verändert das Atemverhalten der werdenden Mutter. Oft hält sie unbewusst die Luft an. Diese Stresssituation kann bewirken, dass die Wehen weniger werden oder sogar aufhören. Durch die veränderte flache Atmung wird auch die Gebärmutter schlechter mit Sauerstoff versorgt. Anstatt weicher zu werden, wird der Muttermund fest und öffnet sich nicht weiter, der Geburtsvorgang verzögert sich.

Angst und Stress im Kreißsaal kann symbolisch mit der Begegnung mit einem Säbelzahntiger verglichen werden. Wie sehen heutige Säbelzahntiger aus, denen man im Kreißsaal begegnen kann?

- Unruhe, Lärm und Hektik
- Zeitdruck
- Angst, die Schmerzen nicht bewältigen zu können
- Angst vor schwierigen Umständen bei der Geburt
- Angst um die Gesundheit des Kindes
- Angst, ausgeliefert zu sein und nicht mehr frei entscheiden zu dürfen

Nach meiner Erfahrung als Hebamme gibt es viele Möglichkeiten, Stresssituationen im Kreißsaal schnell aufzulösen. Oft genügt ein Situations- oder Ortswechsel.

Warmes Bad: Ein warmes entspannendes Bad bringt Schmerzerleichterung. Durch das warme Bad wird die Muskulatur entspannt, die Gebärmutter und das Gewebe des Geburtskanals werden besser durchblutet, die Wehe wird als weniger schmerzhaft wahrgenommen und der Muttermund öffnet sich schneller. Warme Bäder sind eine gute Alternative zur Schmerzausschaltung mit Periduralanästhesie (PDA).

Massagen in der Kreuzbeingegend mit entspannenden Ölen (Muskatellersalbei gegen Schmerzen, Rose zur Entspannung) helfen dir, den Schmerz weniger intensiv wahrzunehmen. Die Massage mit den Ölen fördert lokal die Durchblutung des Gewebes und lenkt vom Schmerz ab.

Entspannende Musik hebt die Stimmung.

Düfte wie Rose, Lavendel und Rosenpelargonie können Ängste reduzieren. Im Gegensatz zu anderen Sinnesreizen geht das Riechen direkt in das limbische System. Das limbische System ist ein funktioneller Teil unseres Gehirns, der u. a. für die emotionale Verarbeitung verantwortlich ist. Daher können Gerüche Gefühle unbewusst beeinflussen.

Die Angst-Verkrampfungs-Schmerz-Kette

Wenn die Schmerzen überhandnehmen, ist es wichtig, die sogenannte Angst-Verkrampfungs-Schmerz-Kette zu unterbrechen. Die Theorie der Angst-Verkrampfungs-Schmerz-Kette wurde vom englischen Geburtshelfer Dick-Read (1890–1959) entwickelt. Dick-Read stellte die Hypothese auf, dass Angst und Unwissenheit eine natürliche Geburt negativ beeinflussen können.[29]

Angst lasse den Sympathikus überwiegen, Angst führe zu einer oberflächlichen Atmung, erhöhe die Muskelspannung und reduziere die Blutzirkulation in der Gebärmutter, sodass in der Folge Uterus und Fetus nicht optimal versorgt werden könnten. Diese Faktoren führten zu einer Erhöhung der Schmerzempfindung. Erhöhte Schmerzen steigerten wiederum die Angstwahrnehmung der werdenden Mutter. Ein Teufelskreis entsteht. Durch eine gute Vorbereitung und die einfühlsame Begleitung durch Hebamme und Geburtshelfer sei es möglich, diese Reaktionskette zu durchbrechen.

Die Geburtsvorbereitung von Dick-Read ruht daher auf vier Säulen:

- Atmungstechniken
- Entspannungstechniken
- Gymnastik
- Aufklärung über die Geburt, um Angst aus Unwissenheit zu mindern

Diese Grundgedanken von Dick-Read können, obwohl sie fast 100 Jahre alt sind, eins zu eins in unsere Zeit übertragen werden und spiegeln sich auch in der FEARLESS-Methode wider.

Wehenschmerzen

Nicht jede Frau empfindet den Wehenschmerz gleich stark. Schmerz wird durch biologische, psychologische, soziale und kulturelle Hintergründe beeinflusst und ist somit ein subjektives Erlebnis. Verstärkt werden kann das Schmerzempfinden durch Ängste und Stress. Frauen, die sich auf die Geburt vorbereiten und das Geschehen um den Geburtsvorgang kennen, können meiner Erfahrung nach meist besser mit Schmerzen umgehen.

In einer Studie von 2020 wurde festgestellt, dass eine von hundert Frauen eine deutlich höhere Schmerztoleranz bei der Geburt aufweist.[30] Die Forscher fanden heraus, dass bei Frauen, die keinen oder kaum Geburtsschmerz empfanden, ein Gendefekt besteht. Dieser Gendefekt bewirkt, dass erst bei sehr starken Kontraktionen während der Geburt die Schmerzsignale das Gehirn erreichen und die Wehe als schmerzhaft wahrgenommen wird. Dieser Defekt wirkt wie eine natürliche Schmerzausschaltung.

Dies könnte eine wissenschaftliche Erklärung sein, warum die eine Frau ihre Wehen als harmlos beschreibt und die andere während der Wehentätigkeit an ihre Grenzen kommt. Was für die eine Gebärende ein leichtes Ziehen ist, kann für die andere ein überwältigender Schmerz sein.

Außer Frage steht, dass eine gute Geburtsvorbereitung dir helfen kann, dich mit dem Thema Wehenschmerz bewusst auseinanderzusetzen. Das Erlernen von Atemtechniken, die du dann in den verschiedenen Phasen der Geburt gezielt einsetzen kannst, hat sich seit vielen Jahren bewährt.

Übe bei den Vorwehen die Lippenbremse (Seite 40) und du wirst sehen, wie positiv diese verlängerte Ausatmung deine Schmerzwahrnehmung beeinflussen kann. Dass du mit deiner Atmung auf den Wehenschmerz Einfluss nehmen kannst, wird dir Angst nehmen, dich stärken und entspannen.

Ausgeschlafen in den Kreißsaal

Es macht einen großen Unterschied, in welcher körperlichen Verfassung du in die Geburt gehst. Schlafmangel schon vor Wehenbeginn kann das Schmerzempfinden verstärken. Ich empfehle dir deshalb, in den letzten Tagen vor dem Geburtstermin möglichst ausreichend zu schlafen. Ich habe beobachtet, dass viele werdende Mütter einen Tag vor Wehenbeginn ein großes Schlafbedürfnis haben. Höre auf deinen Körper.

Attentiveness

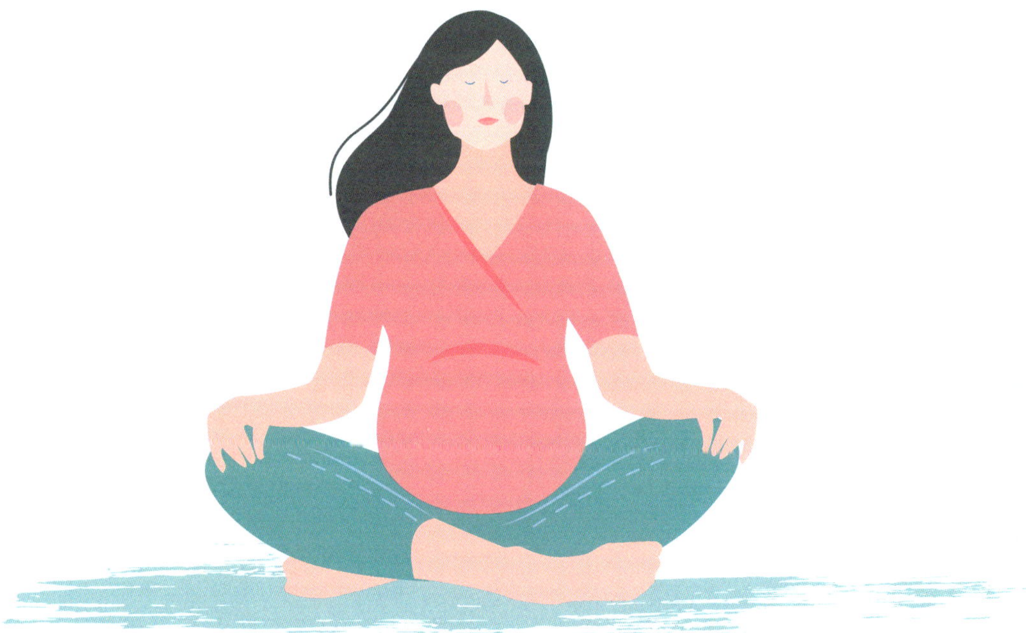

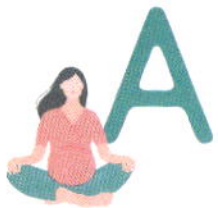

Achtsamkeit

In den nächsten Monaten stürmt viel Neues auf dich ein. Achtsamkeit wird dir helfen, bei dir zu bleiben und dich nicht verunsichern zu lassen.

Schwangerschaft, Geburt und Muttersein sind mit großen Veränderungen verbunden, die oft mit Ängsten und Unsicherheit behaftet sind. Die Geisteshaltung der Achtsamkeit kann dir Gelassenheit und Ruhe geben und dich stärken, mit den Anforderungen der neuen Lebenssituation zu wachsen. Sie kann dir auch helfen, deinen persönlichen Weg zu finden.

Das englische Wort »attentiveness« wird mit »Achtsamkeit« und »Aufmerksamkeit« übersetzt. Achtsamkeit als besondere Form der Aufmerksamkeit heißt, den Moment bewusst angstfrei, nicht wertend, nicht fordernd wahrzunehmen. Situationen mit Achtsamkeit zu erleben und zu meistern, hilft dir auch beim Umgang mit deinem Neugeborenen. Wenn dein Baby schreit, suche nicht angstvoll nach eigenen Fehlern und lasse keine Schuldgefühle aufkommen, wenn du nicht weißt, wie du handeln sollst. Besser, du betrachtest die Situation wertfrei, ruhig und mit Abstand, um dann in Ruhe eine Lösung zu finden.

»Achtsamkeit« (englisch: mindfulness) ist keine neuartige Erfindung, sondern hat eine 2500 Jahre alte Tradition. Der alte buddhistische Achtsamkeitsgedanke basiert darauf, bewusst den Alltag zu entschleunigen und Gelassenheit zu erreichen, indem man Dinge mit Abstand wertfrei von außen betrachtet.

Die sieben Säulen der Achtsamkeit

Der Molekularbiologe Jon Kabat-Zinn ist der Begründer der achtsamkeitsbasierten Stressreduktion.[31] Sein Programm beruht auf den Zusammenhängen von körperlichen Vorgängen und geistigen Aktivitäten und hat zum Ziel, Angst und Stress zu reduzieren.

Seine Achtsamkeitslehre ruht auf sieben Säulen:[32]

1. Nicht urteilen
2. Geduld
3. Anfängergeist
4. Vertrauen
5. Nicht erzwingen
6. Akzeptanz
7. Loslassen

Seine Schülerin Nancy Bardacke hat aus seiner Achtsamkeitslehre ein Programm für Schwangerschaft und Geburt entwickelt.[33]

Auch aus meiner Erfahrung als Hebamme weiß ich, dass Achtsamkeit das Fundament der Hebammenbetreuung ist. Die Geisteshaltung der Achtsamkeit ist die Basis für eine wertschätzende, liebevolle Geburtsbegleitung. Sie schafft Raum für ein Klima, in dem es möglich ist, entspannt ein Stück des Weges gemeinsam zu gehen. Die Geisteshaltungen der sieben Säulen der Achtsamkeit geben die nötige Flexibilität, um Geburtsbegleitungen individuell zu gestalten.

» *Es gibt in der Geburtsbegleitung nicht nur eine Wahrheit, sondern nur viele Möglichkeiten.* «

Nicht jeder Geburtsmodus passt zu jeder Frau. Während die eine niemals eine Schmerzausschaltung bei der Geburt in Erwägung ziehen würde, ist für die andere gerade die Option der Schmerzausschaltung ihr Weg zu einer entspannten Geburt.

Die sieben Säulen der Achtsamkeit nach Jon Kabat-Zinn sind auch in diesem besonderen Lebensabschnitt hilfreich, um das Leben aus einer neuen Perspektive sehen zu können und mit den Veränderungen zu wachsen.

Nicht urteilen

Den meisten Menschen ist nicht bewusst, dass sie gedanklich urteilen. Die Grundhaltung des »Nicht-Urteilens« soll dir helfen, bewertende Gedanken zu erkennen, sie neutral zu beobachten und ihnen keine Bedeutung mehr zu geben. Die eigenen Gedanken urteilsfrei zu beobachten und zu erkennen, dass man geurteilt hat, hilft schon, dieses negative Gedankenmuster aufzulösen.

Ein Beispiel: Extrem körperbewusste Frauen sind oft recht selbstkritisch und beurteilen ihre in der Schwangerschaft normale Gewichtszunahme äußerst negativ. Ihre urteilenden Gedanken trüben die Freude, schwanger zu sein. Werden sich diese Frauen ihrer negativen Gedanken bewusst, können sie diese neutralisieren und Wege finden, sich trotz physiologischer Gewichtszunahme wohl in ihrem Körper zu fühlen.

Geduld

Geduld hilft, Verständnis dafür aufzubringen, dass Ereignisse ihren eigenen Rhythmus haben und nicht einem von uns gewünschten Zeitplan folgen. Vor allem in den letzten Wochen der Schwangerschaft wird deine Geduld auf eine große Probe gestellt.

Entspannungsübungen helfen, Geduld zu bewahren und den Geburtsbeginn in Ruhe abzuwarten. Auch während der Geburt ist es wichtig, gelassen zu bleiben, um den natürlichen Abläufen Raum und Zeit zu geben.

Anfängergeist hilft

Wenn du im Umgang mit deinem Baby die Sicht des Anfängergeistes einnimmst, ist es leichter, die Wünsche des Babys zu verstehen. Du erspürst viel schneller, was dein Baby für sein Wohlbefinden benötigt. Jede frischgebackene Mutter spürt instinktiv, was ihr Baby braucht, deshalb: Lass dich nicht verunsichern!

Anfängergeist

Der Grundgedanke des »Anfängergeistes« hilft, neugierig, angst- und wertfrei auf die neue Lebenssituation zuzugehen. Die Geisteshaltung des Anfängergeistes ist die Basis, mit der neuen Lebenssituation zu wachsen. Gerade die Schwangerschaft ist eine Zeit, in der altbekannte Muster aufgelöst werden, Wertigkeiten sich verändern können und neue Perspektiven entstehen.

In Gesprächen, die ich mit werdenden Müttern führe, äußern diese oft Ängste, wie ihr Leben mit einem Baby sein werde. Vor allem Frauen, die voll im Berufsleben stehen, sind nun gefordert, sich ein Umfeld zu schaffen, in dem sie ihre Lebenspläne auch mit ihrem Baby verwirklichen können. Manchmal gilt es, alte Muster aufzubrechen und neugierig und offen zu bleiben, um neue Wege zu finden.

Vertrauen

Die Haltung des Vertrauens hilft dir, auf deine innere Stimme zu hören,. Sie ist das Schlüsselelement der Achtsamkeitspraxis: »Höre auf deinen Bauch.«

Seiner Intuition zu trauen und sich nicht von seinen Ängsten leiten zu lassen, stärkt das Bauchgefühl. Werdenden Müttern, deren innere Stärke gefestigt ist, fällt es leichter, selbstbewusst Entscheidungen über ihren persönlichen Geburtsmodus und Geburtsort zu treffen.

Bridget

Ich vertraue meinem Körper

» *Meine Familie und ich sind eng mit der Natur verbunden. Für mich war daher klar, dass ich mir eine Spontangeburt wünschte. Alles natürlich ablaufen lassen, keine medizinische Intervention. Ich hatte mich gut vorbereitet, achtete auf meinen Körper, zweimal pro Woche hatte ich eine Yoga-Stunde. Die Gespräche mit meiner Hebamme und meinem Arzt gaben mir Zuversicht. In der Nacht kamen die Wehen, der Bauch wurde hart. Ich fühlte, dass es so weit war, dennoch waren die Wehen nicht schmerzhaft und ich wollte schlafen, solange es möglich war. Um 5 Uhr platzte meine Fruchtblase und wir fuhren in die Klinik. Ich habe die Wehen als wenig schmerzhaft empfunden, war mit mir im Einklang. Die Phase, als das Baby nach unten drückte, habe ich als eine natürliche überwältigende Kraft gespürt. Ich spürte beim Pressen: Jetzt kann ich das. Ich fühlte, dass ich meinem Körper vertrauen kann.* «

Nicht Erzwingen

Die Haltung des »Nicht-Erzwingens« ist vor allem in der Schwangerschaft und während der Geburt notwendig, da sie hilft, Situationen wertfrei anzunehmen ohne sie zu bewerten, und den Dingen ihren Lauf zu lassen. Dadurch lernst du, dass man manche Dinge nicht erzwingen kann, wie zum Beispiel den natürlichen Geburtsbeginn. Obwohl die Schwangerschaft in den letzten Tagen vor der Geburt beschwerlich ist, ist es von Vorteil, den Geburtsbeginn nicht durch eine Einleitung erzwingen zu wollen.

In der Schwangerschaft hilft diese Geisteshaltung, die ganz normalen Beschwerden mit einem Augenzwinkern anzunehmen und das Beste aus der Situation zu machen. Während der Geburt kann diese Geisteshaltung helfen, geduldig zu bleiben, auch wenn der Verlauf nicht gleich so erfolgt, wie man es sich vorgestellt hat.

Akzeptanz

Akzeptanz hilft, eine Situation urteilsfrei so anzuerkennen, wie sie ist, selbst wenn die Situation schmerzlich ist. Sowohl in der Schwangerschaft als auch während der Geburt gibt es Situationen, die man anerkennen muss, ohne sie zu beurteilen, da sie keinen Spielraum mehr geben.

Beispiele: Bei Schwangerschaftsdiabetes ist es wichtig, dass du dich an die vorgegebenen Maßnahmen hältst. Ebenso ist es zum Schutz des Kindes manchmal notwendig, die Geburt mittels Kaiserschnitt zu beenden.

Loslassen

Die Haltung des Loslassens hilft, Wunschvorstellungen aufzugeben und neue Wege zu finden. Sich mit einer unerwünschten oder schwierigen Situation auseinanderzusetzen, sie zu akzeptieren, wie sie ist, eröffnet einen neuen Weg, sie besser zu bewältigen.

Beispiel: Wenn sich am Ende der Schwangerschaft oder bei Wehenbeginn herausstellt, dass das Kind in einer geburtsunmöglichen Position liegt, zum Beispiel in Querlage, ist es unumgänglich, den Gedanken an eine Spontangeburt aufzugeben.

Oft ist eine allzu zwingende Wunschvorstellung, wie eine Geburt verlaufen soll, eher hinderlich. Sie engt ein und lässt keine Flexibilität zu, die manchmal notwendig ist, um die Eventualitäten, die eine Geburt mit sich bringen kann, annehmen zu können.

In manchen Fällen ist die Haltung der Akzeptanz hilfreich, um einen anderen Weg einzuschlagen. Man entscheidet sich für einen bestimmten Geburtsmodus, beispielsweise Geburt im Hocken, und stellt dann fest, dass er doch nicht den Erwartungen entspricht.

Gesunde Ernährung

Oft verändern sich in der Schwangerschaft die Ernährungsgewohnheiten und das Verlangen nach Obst und Gemüse verstärkt sich. Viele Frauen verspüren auch eine Abneigung gegen Tee, Kaffee, Fleisch, frittierte Speisen und Eier sowie koffeinhaltige Getränke, Tabak und Alkohol. Diese Abneigung dient dem Schutz des ungeborenen Kindes.[35]

Achtsames und bewusstes Essen hilft, die Körpersignale zu verstehen und nur zu essen, wenn man wirklich hungrig ist. Besonders in der Schwangerschaft

Achtsamkeit verändert das Gehirn

Der deutsche Mediziner Tobias Esch, der im Bereich Mind-Body-Medizin forscht, konnte nachweisen, dass Achtsamkeit und Meditationspraktiken zu strukturellen Veränderungen im Gehirn führen.[34] Auf neuronaler und hormoneller Ebene werden positive Auswirkungen durch eine Erhöhung von Dopamin (Glückshormon) und eine Reduzierung der Stresshormone gemessen. Seine Ansätze sind eine achtsame Haltung gegenüber dem eigenen Körper, gezielte Reduktion von Stress, ausreichend Bewegung und eine gesunde Ernährung.

stärkt gesundes Essen dein Wohlbefinden und das deines ungeborenen Kindes. Viele Schwangere achten jetzt besonders auf eine gesunde Ernährung. Empfohlen wird eine ausgewogene, vitamin- und abwechslungsreiche Kost.

Du musst nicht für zwei essen, dennoch steigert sich der Energiebedarf ab dem zweiten Drittel der Schwangerschaft. In der Schwangerschaft hat der Körper einen erhöhten Bedarf an wichtigen Mikronährstoffen, um dem Wachstum des Kindes gerecht zu werden.

Der Bedarf an Eisen verdoppelt sich. Auch Folsäure, Magnesium sowie andere Spurenelemente und Vitamine werden vermehrt benötigt. Frisches Obst und Gemüse liefern Vitamine und Spurenelemente, die das ungeborene Kind für das Wachstum braucht. Es ist zu empfehlen, Gemüse schonend zu garen, damit die enthaltenen Vitamine und Nährstoffe erhalten bleiben. Durch zu langes Kochen reduziert sich der Vitamingehalt.

Oft kommt es im zweiten Drittel der Schwangerschaft zu Heißhungerattacken. Kohlenhydrate mit einem niedrigen glykämischen Index wirken Heißhungerattacken entgegen. Nahrungsmittel mit hohem glykämischem Index lassen dagegen den Insulinspiegel rasch ansteigen und dein Körper verlangt nach mehr.

Der glykämische Index ist ein Wert, der anzeigt, wie stark der Blutzuckerspiegel nach dem Essen ansteigt. Beispielsweise lassen Zucker und Weißmehlprodukte den Blutzuckerspiegel rasch ansteigen; sie haben einen hohen glykämischen Index. Vollkornprodukte, Hülsenfrüchte sowie Milchprodukte haben dagegen einen niedrigen glykämischen Index.

Frieda

Die Ernährungsumstellung tat mir gut

» *Im zweiten Drittel der Schwangerschaft bekam ich auf einmal Heißhunger auf Süßes und Fast Food. Ich konnte mich schlecht bremsen und habe nicht für zwei, sondern für drei gegessen. Dadurch habe ich rasch zugenommen. Meine Ärztin meinte, so gehe es nicht weiter, und schickte mich zu einer Ernährungsberatung. Von da an stellte ich meine Ernährung um, und es ging mir besser, viel besser als vorher. Am Ende der Schwangerschaft hatte ich nur 13 kg zugenommen und fühlte mich bei der Geburt beweglich.* «

Vitamin A

Laut der deutschen Gesellschaft für Ernährung e. V. (DGE) soll eine Zufuhr von Vitamin A in der Frühschwangerschaft von 0,8 mg nicht überschritten werden.[36] Verzichte in der Frühschwangerschaft daher auf Innereien, insbesondere Niere und Leber. Reines Vitamin A (Retinol, Retinolacetat), das in höheren Konzentrationen in Leber und Innereien vorkommt, kann die Entwicklung des Kindes besonders im ersten Drittel gefährden.

In Möhren, Petersilie, Grünkohl, Fenchel und Spinat ist viel Provitamin A enthalten, das als Vorstufe nicht gefährlich ist. Achte bei Multivitaminpräparaten darauf, dass nur die Vorstufe von Vitamin A (Beta-Carotin, Provitamin A) enthalten ist.

Eisen

In der Schwangerschaft verdoppelt sich die empfohlene Zufuhrmenge von Eisen aus der Nahrung von 15 mg auf 30 mg/Tag. Es ist wichtig, einen möglichen Eisenmangel abzuklären, da Eisenmangel zu Müdigkeit, Abgeschlagenheit und Haarausfall der werdenden Mutter führt. Auch für das Wachstum des ungeborenen Kindes ist ein ausreichender Eisenspiegel essenziell. Vitamin C, zum Beispiel in Orangensaft, erleichtert die Aufnahme von Eisen. Hingegen erschweren schwarzer Tee und Kaffee die Eisenaufnahme.

In tierischen Produkten wie Fisch und Fleisch ist viel Eisen enthalten. Eisen aus tierischen Produkten kann vom Körper leichter aufgenommen werden als Eisen aus pflanzlichen Produkten. Der Eisenbedarf kann jedoch auch durch pflanzliche Lebensmittel wie Hülsenfrüchte, Vollkorngetreide und Gemüse gedeckt werden. Vorreiter sind Hirse, Weizenkeime, Sonnenblumenkerne, Haferflocken, Haselnüsse, Früchtemüsli, Mandeln, Roggen- und Weizenvollkornbrot, Walnüsse. Auch getrocknete Feigen und Aprikosen, Kichererbsen, Mangold, Spinat und Linsen liefern Eisen.

Wenn du deinen Haferbrei mit Hafer-, Mandel- oder Sojamilch zubereitest, wird das Eisen besser aufgenommen.

Kalzium

Der Kalziumbedarf einer Schwangeren beträgt 1000 mg/Tag. Werden Milchprodukte, Käse oder Joghurt gegessen, ist das ausreichend für die Deckung des Tagesbedarfs. Schwangere entwickeln während der Schwangerschaft oft einen sogenannten »Kalziumhunger« und bevorzugen kalziumhaltige Lebensmittel. Neben Milchprodukten sind grünes Gemüse, Nüsse, Sojaprodukte, Brot und Fisch reich an Kalzium.

Kalzium ist wichtig für den Aufbau von Knochen und Zähnen. Auch die Funktion der Muskeln und Nerven ist an eine ausreichende Kalziumversorgung gebunden. In der Schwangerschaft greift der Körper oft zugunsten des ungeborenen Kindes auf die Kalziumdepots der Mutter zurück.

Vitamin D

Eine gute Kalziumaufnahme kann nur gewährleistet werden, wenn dem Körper genügend Vitamin D zur Verfügung steht. Durch Sonnenlicht wird Vitamin D in der Haut gebildet. Bei der Verwendung von Cremes mit hohem Lichtschutzfaktor wird die Vitamin-D-Aufnahme jedoch minimiert.

Besonders in den dunklen Wintermonaten besteht in unseren Breiten die Gefahr einer Mangelversorgung mit Vitamin D. Es kommt nämlich nur in wenigen Nahrungsmitteln vor, vor allem im Eigelb, Margarine und fettem Fisch (Lachs, Karpfen). Besprich mit deinem Arzt, inwieweit eine Vitamin-D-Zufuhr bei dir notwendig ist.

Eine Überdosierung von Vitamin D kann zu Verstopfung, Übelkeit, Erbrechen und Nierensteinen führen. Halte dich deshalb genau an die Dosierungsempfehlung deines Arztes.

Jod

In der Schwangerschaft produziert der mütterliche Organismus mehr Schilddrüsenhormone und scheidet vermehrt Jod über die Niere aus. Daher steigt der Bedarf an Jod. Auch das ungeborene Kind benötigt für seine Entwicklung eine ausreichende Menge an Jod.

Laut der Deutschen Gesellschaft für Ernährung sollten Schwangere etwa 230 µg Jod pro Tag zu sich nehmen. Besonders in der Frühschwangerschaft kann ein Jodmangel Auswirkungen auf das frühkindliche Nervensystem haben. Bei Schilddrüsenerkrankungen ist es ratsam, Rücksprache mit dem Arzt zu halten.

Empfehlenswert sind jodiertes Speisesalz, der Verzehr von Milchprodukten, Fisch (am besten aus heimischen Gewässern), Hartkäse und Hühnereiern. Auch Feldsalat ist reich an Jod, sollte aber selbst gewaschen und zubereitet werden. Von verpacktem Salat aus dem Supermarkt ist abzuraten, da er durch viele Hände gegangen ist.

Folsäure

Folsäure kommt eine besondere Bedeutung in der Schwangerschaft zu, da Folsäure an der Teilung und Neubildung von Zellen beteiligt ist. Besonders im ersten Drittel der Schwangerschaft ist ein ausreichender Folsäurespiegel im Blut wichtig, um einer möglichen Fehlbildung der Wirbelsäule und des Rückenmarks bei deinem Baby vorzubeugen.

Der Mangel an Folsäure führt zu einem erhöhten Risiko für Fehl- und Frühgeburten. Eine Supplementierung von 400 µg pro Tag senkt das Risiko für Fehlbildungen erheblich. Diese Einnahme ist bis zum Ende des dritten Schwangerschaftsmonats zu empfehlen, da in dieser sensiblen Phase die Organe angelegt werden.

Folsäure, auch als Vitamin B_9 bezeichnet, kann vom Körper nicht selbst hergestellt werden. Neben der Einnahme von Supplementen sind frisches Obst und gegartes oder ungekochtes Gemüse zu empfehlen, um einen Mangel an Folsäure auszugleichen. Folgende Lebensmittel enthalten besonders viel Folsäure: Weizenkeime im Müsli, Sonnenblumenkerne, Nüsse (u. a. Mandeln, Walnüsse) und Spargel. Folsäure ist sehr hitze- und lichtempfindlich. Der Vitamingehalt verringert sich durch Kochen oder längeres Lagern.

Zusätzlich zu einer ausgewogenen Ernährung ist die Einnahme von Folsäurepräparaten zu empfehlen, am besten schon vor einer geplanten Schwangerschaft.

Tee

Als Alternative zu Schwarztee und Kaffee werden in der Schwangerschaft bevorzugt Kräutertees getrunken. Dennoch ist nicht jeder Kräutertee für Schwangere geeignet. Manche Wirkungen der Kräutertees können in der Schwangerschaft bedenklich sein.[37]

Rooibostee ist zu empfehlen, denn er enthält viele Mineralien, Antioxidantien und Eisen. Er hat eine beruhigende Wirkung auf den Verdauungstrakt und ist ein Stimmungsaufheller. Man sagt ihm nach, dass er Stresshormone hemmt.

Fencheltee hat eine positive Wirkung auf die Funktion des Verdauungstrakts und wirkt Magenkrämpfen und Blähungen entgegen. Er ist ein gutes Hausmittel bei Erkrankungen der oberen Atemwege. Ebenso ist Fencheltee harntreibend und kann antibakteriell wirken.

Früchtetee ist reich an Vitamin C und Mineralstoffen. Hagebuttentee wirkt bei Verstopfung, da er leicht abführend ist, und stärkt das Immunsystem. Er ist reich an Vitamin C, hilft, Eisen besser aufzunehmen und unterstützt bei der Regeneration von Haut, Haaren, Nägeln und Bindegewebe.

Lavendeltee wirkt beruhigend und schlaffördernd.

2019 beschäftigte sich ein Forscherteam aus Schottland mit der Anwendung von Kräutern in der Schwangerschaft und wertete 115 Forschungsstudien zu diesem Gebiet aus.[38] Laut dieser Übersichtsstudie sind folgende Tee-Sorten in der Schwangerschaft nicht zu empfehlen: Kamille, Himbeerblätter, Ingwer, Süßholzwurzel.

Kamillentee Vorsicht ist bei *übermäßigem* Genuss von Kamillentee geboten, denn er könnte eventuell mit Frühgeburten sowie Größen- und Gewichtsreduktion in Zusammenhang stehen, vor allem im zweiten und dritten Schwangerschaftsdrittel.[39] Prinzipiell hat Kamillentee eine positive Wirkung auf den Magen- und Darmtrakt, kann Sodbrennen lindern und ist entzündungshemmend. Durch seine beruhigende Wirkung ist er auch schlaffördernd.

Ingwertee wird nachgesagt, dass er wehenfördernd wirke, und ist daher in großen Mengen nicht zu empfehlen. Er wird in der Frühschwangerschaft gegen Übelkeit empfohlen; der Genuss sollte aber mit dem Arzt abgesprochen werden. In der Studie von Luigia Trabace[40] wurde nachgewiesen, dass sich durch den vermehrten Konsum von Ingwer die Schwangerschaftsdauer verkürzen kann.

Himbeerblättertee wird in der Schwangerschaft zur Auflockerung von Muttermund und Beckenbodenmuskulatur empfohlen. Laut der Nordeng-Studie aus dem Jahr 2011 ist dies zu hinterfragen, da eine dreifach erhöhte Kaiserschnittrate mit dem Genuss von Himbeerblättertee in Zusammenhang gebracht wird.[41]

Süßholzwurzel und Lakritz sind in der Schwangerschaft nur bedingt zu empfehlen. Eine finnische Langzeitstudie über Lakritz (Süßholzwurzel) zeigte, dass die in Lakritz enthaltene Substanz Glycyrrhizin die Entwicklung des Kindes nachhaltig schädigen kann.[42] Dieser Stoff hemmt ein Enzym in der Plazenta, das entscheidend dafür ist, das Stresshormon Cortisol zu inaktivieren, welches sonst in den kindlichen Körper übertreten würde. Große Mengen Cortisol können das Wohlbefinden des Fetus negativ beeinflussen. Die körperliche und kognitive Entwicklung des Kindes kann nachhaltig beeinträchtigt sein. Der Konsum von 250 g Lakritz beziehungsweise Glycyrrhizin pro Woche schadet nachweislich der Entwicklung des Kindes. Bis zu 125 g Lakritz bzw. 249 mg Glycyrrhizin pro Woche scheinen für das Kind ungefährlich zu sein.

Koffein

Dass Koffein in Cola, Kaffee und schwarzem Tee in der Schwangerschaft zu meiden ist, ist schon seit längerem bekannt. Koffein ist wie Sauerstoff plazentagängig und kann das ungeborene Kind beeinflussen. Im Gegensatz zum Erwachsenen fehlen dem Fetus die Enzyme, um das Koffein abzubauen.

Neuere Erkenntnisse dazu brachte eine Studie mit der großen Anzahl von 60 000 untersuchten Frauen in Norwegen. Diese kam zum Ergebnis, dass sich bei Kaffeegenuss in der Schwangerschaft nicht das Risiko einer Frühgeburt erhöht, wohl aber die Wahrscheinlichkeit, ein zu kleines und zu leichtes Kind auf die Welt zu bringen.[43]

Die Weltgesundheitsorganisation (WHO) empfiehlt, in der Schwangerschaft nicht mehr als 300 mg Koffein pro Tag zu konsumieren. Laut Koletzko[44] beträgt der Koffeingehalt einer Tasse Filterkaffee etwa 90 mg, der eines Espresso etwa 80 mg.

Sport

Neben der bewussten Ernährung ist bei einer normal verlaufenden Schwangerschaft eine moderate sportliche Betätigung empfehlenswert, da sie sowohl für die Mutter als auch für das Kind von Vorteil ist. Dabei wird nicht nur der Bewegungsapparat der Mutter gestärkt, sondern auch ihr Kreislauf positiv beeinflusst. Die Anpassung des Ungeborenen an die sportliche Betätigung der Mutter ist auch vorteilhaft für seine Versorgung, denn der Sport führt zu einer besseren Nährstoff- und Sauerstoffversorgung durch die Plazenta.[45] In der Frühschwangerschaft wird dadurch die Entwicklung der Plazenta und das Wachstum des Fetus gefördert. Wird erst in der Spätschwangerschaft mit dem Sport begonnen, kann dadurch das feto-plazentare Wachstum allerdings gebremst werden.

Es ist überliefert, dass ein Drittel der russischen Medaillen-Gewinnerinnen bei den Olympischen Spielen 1956 schwanger war und dass sich die kardiovaskulären Veränderungen vorteilhaft auf ihre sportlichen Leistungen auswirkten.[46]

Es wird daher empfohlen, von Anfang an die gesamte Schwangerschaft über leichten Sport zu treiben und diesen gegen Ende der Schwangerschaft zu verringern.[47] Achte dabei auf eine ausreichende Versorgung mit Kohlenhydraten.

Emma

Geburt als sportliche Herausforderung

» Ich habe meine Schwangerschaft und die Geburt als sportliche Herausforderung gesehen. Zweimal in der Woche machte ich ein leichtes Work-out für jeweils 45 Minuten. Wenn ich das einmal ausgelassen hatte, bekam ich sofort Kreuzschmerzen. Da ich aus medizinischen Gründen eingeleitet wurde, dauerte die Eröffnungsphase etwas länger. Auch da half mir meine sportliche Einstellung. Die Länge der ganzen Geburt war anstrengend. Als sportlicher Mensch dachte ich: Das muss ich doch schaffen! Und ich habe es geschafft. Ich würde wieder eine natürliche Geburt wählen, auf jeden Fall. «

Geeignete Sportarten

Spazieren gehen, gemächliches Wandern und lockeres Nordic Walking sind leichte Sportarten an der frischen Luft, die das Herz-Kreislauf-System stärken.[48] Achte bitte auf ausreichend Pausen. Schwimmen und Aqua-Gymnastik helfen, die Wirbelsäule und die Gelenke zu schonen. Auch Schwangerschaftsgymnastik und Yoga stärken die Muskeln.

Ungeeignete Sportarten

Von Kampf- und Kontaktsportarten und allen Mannschaftssportarten ist abzuraten. Der enge Körperkontakt und die Verletzungsgefahr sprechen gegen diese Sportarten. Auch Sportarten mit hoher Sturzgefahr wie Reiten, Klettern und Skifahren solltest du nicht ausüben.

Auf alle Ballsportarten sowie Rückschlagsportarten wie Tennis und Badminton solltest du aufgrund der ruckartigen Bewegungen bzw. der Verletzungsgefahr verzichten. Ebenso ist Sport in einer Höhe von über 2000 m nicht zu empfehlen, da es aufgrund der sauerstoffarmen Luft zu Schwangerschaftskomplikationen kommen kann.[49]

Mach den Talk-Test!

Der einfache »Talk-Test« kann dir helfen, deinen Körper nicht zu überfordern: Kannst du dich während des Sports noch unterhalten, ist die Anstrengung nicht zu groß. Die Herzfrequenz sollte 140 Schläge pro Minute nicht überschreiten.[53]

Sport ist zu empfehlen

Eine spanische Studie aus dem Jahr 2018 zeigte, dass Frauen, die in der Schwangerschaft Sport trieben, eine kürzere Geburtsdauer hatten als weniger aktive Frauen. Sowohl die erste als auch die zweite Geburtsphase verkürzten sich. Weiter zeigte sich in der Studie, dass sportliche Frauen seltener auf eine Schmerzausschaltung während der Geburt zurückgriffen. Sportliche Frauen hatten im Gegensatz zu der nicht sportlichen Kontrollgruppe weniger makrosome Kinder (Kinder mit einem Geburtsgewicht über 4 kg). [50]

Eine Studie von Vargas-Terrones und Kollegen 2019 fand heraus, dass ein moderates regelmäßiges Sportprogramm in der Schwangerschaft die Wahrscheinlichkeit einer Depression verringert, sowohl vor der Geburt als auch im Wochenbett.[51]

In einer Metastudie aus 16 Studien mit insgesamt 3037 Schwangeren aus dem Jahr 2016 zeigte sich, dass Frauen, die in der Schwangerschaft regelmäßig sportlich aktiv waren, eine niedrigere Kaiserschnitt-Rate aufwiesen als Frauen, die keinen Sport trieben. Auch das Risiko, an Schwangerschaftsdiabetes und Bluthochdruck zu erkranken, war signifikant reduziert.[52]

Verlängertes Ausatmen

Wie schon in Kapitel »Atmung und vegetatives Nervensystem« (Seite 43) beschrieben, kannst du mit bewusster Atmung dein vegetatives Nervensystem positiv beeinflussen, indem du die Wirkung des Parasympathikus verstärkst. Der Sympathikus wird durch Stress aktiviert und geht mit einer flachen, schnellen Atmung einher. Der Parasympathikus wird durch eine langsame und tiefe Atmung aktiviert und bringt Entspannung.

Bei dieser Übung kommt es darauf an, dass du so langsam wie möglich ausatmest.

- Suche dir einen schönen Platz und setze dich aufrecht auf einen Stuhl oder Gymnastikball.
- Lass die Schultern locker und richte deine Wirbelsäule auf.
- Atme tief durch die Nase ein.
- Atme nun langsam und so lange wie möglich mit der Lippenbremse aus.
- Wenn ein weiteres Ausatmen nicht mehr möglich ist, atme entspannt durch die Nase ein.
- Beobachte nur dein Ein- und Ausatmen. Wenn dabei deine Gedanken abschweifen – und sie werden es tun –, werte sie nicht, sondern lenke deine Aufmerksamkeit wieder auf deinen Atem zurück.
- Wiederhole diese Übung 1 Minute lang.

Wirkung: Entspannt und kann trübe Gedanken vertreiben.

Vor der Geburt Kontakt zum Baby aufnehmen

Du kannst schon vor der Geburt schöne Momente mit deinem Baby erleben und ihm so ganz nahe sein. Hier stellen wir dir ein paar bewährte Möglichkeiten vor. Probiere sie doch einfach mal aus.

Spieluhr

Ab dem 5. Monat sind die Gehörgänge deines Kindes ausgebildet und es kann akustische Reize wahrnehmen. Lege einmal täglich, am besten vor dem Schlafengehen, eine Spieluhr auf deinen Bauch und beobachte, ob dein Kind auf die Me-

Lena

Kreisende Gedanken

» *Nachts konnte ich nicht schlafen, weil meine Gedanken kreisten. Seit einigen Tagen mache ich bewusst die Achtsamkeitsübung, bei der ich den Fokus auf meinen Atem richte. Am Anfang ist es mir schwergefallen, weil ich immer eine Lösung für meine Gedanken haben wollte und nicht aufhören konnte zu denken. Seit einigen Tagen versuche ich, die aufkommenden Gedanken nicht mehr zu werten und meine Aufmerksamkeit immer wieder auf meinen Atem zu lenken. Dann passiert es, dass ich einschlafe und mich morgens wundere, wie das geschehen konnte.* «

lodie reagiert. Es hat sich gezeigt, dass Babys, denen man in der Schwangerschaft Melodien vorgespielt hat, später beim Einschlafen durch diese bekannte Melodie leicht zu beruhigen waren.

Zum Kind atmen

Richte bei der Atemübung mit der Lippenbremse (Seite 40) den Fokus auf dein Kind. Lege dazu deine Hände auf den Bauch und sende dein Ausatmen in den Bauch. Beobachte, ob dein Kind auf deine Atmung reagiert.

Meine Erfahrung in der Geburtsvorbereitung zeigt, dass die Babys dann oft lebhafter werden. Wenn ich in der Geburtsvorbereitungsstunde mit den Frauen die Lippenbremse übe und sie ihre Hände am Bauch haben, stellen sie dann oft lachend fest, dass ihre Kinder auf diese Atmung mit Bewegungen reagieren.

Gedankenaustausch mit dem Baby

Nimm dir einmal am Tag bewusst Zeit für einen Gedankenaustausch mit deinem Baby. Schließe dazu die Augen und lege deine Hände auf deinen Bauch. Lass deinen Atem entspannt und ruhig fließen. Richte nun deine Gedanken an dein Kind. Dieser Moment des Tages soll nur euch gehören. Genieße dieses »Zusammensein« mit deinem Baby. Diese gedankliche Interaktion mit deinem Kind kannst du noch mit positiven Affirmationen stärken, zum Beispiel: Schön, dass du da bist. Ich freue mich auf dich. Bald bist du in meinen Armen. Die Welt hier draußen ist schön.

Relaxed Pelvic Floor

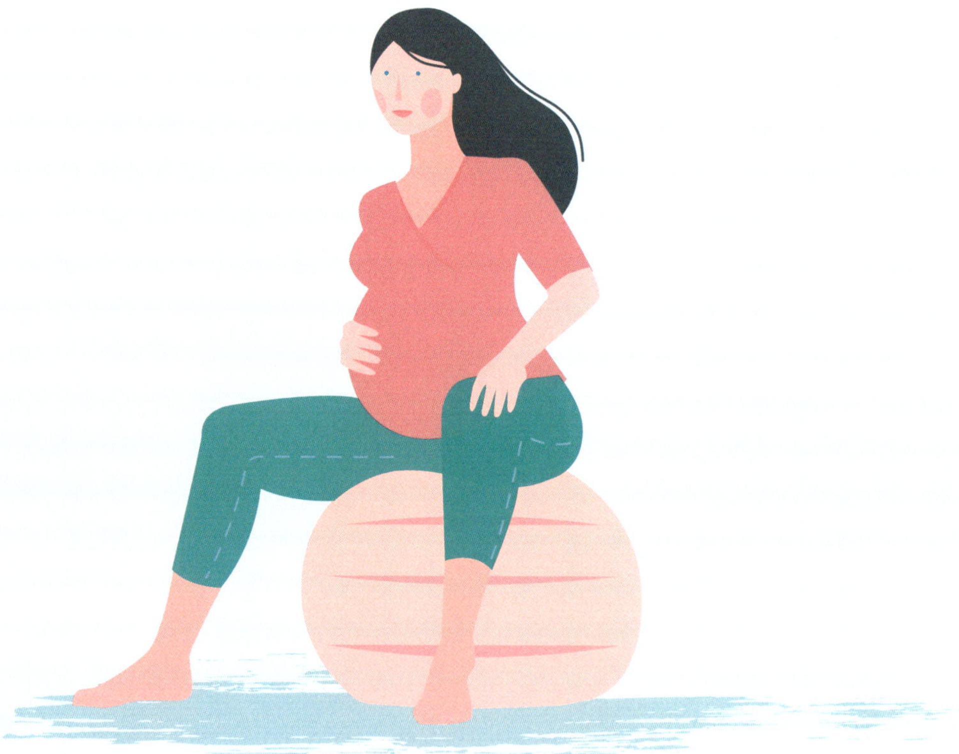

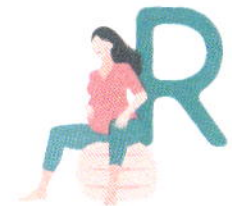

Der Beckenboden

Der Beckenboden ist für dein Baby die letzte Hürde auf dem Weg in die Welt hinaus. Deshalb ist es wichtig, dass du ihn bewusst steuern kannst.

»Relaxed Pelvic Floor« heißt auf Deutsch »entspannter Beckenboden«. Hast du gewusst, dass du mit gezielter Atmung und bewusster Haltung Einfluss auf die Funktionen deines Beckenbodens nehmen kannst? Dieses Einfluss nehmen können mit der Atmung und das bewusste Lockerlassen während der Geburt ist auf die Methode Menne-Heller zurückzuführen. Angela Heller ist Vorreiterin des Beckenbodentrainings und unterrichtet ihre Methode im deutschsprachigen Raum.

Wenn du die drei Funktionen des Beckenbodens kennst, hast du die Möglichkeit, deinen Beckenboden bewusst zu steuern. Das bewusste Lockerlassen des Beckenbodens in der letzten Phase der Geburt erleichtert es deinem Kind, sich den Weg nach draußen zu bahnen. Ebenso ermöglicht es ein langsames Dehnen deines Beckenbodens, damit keine Verletzungen entstehen.

Am besten, du beginnst schon in der Schwangerschaft mit dem Beckenbodentraining. Bei der Geburt kannst du dann deine Atmung bewusst einsetzen, um im entscheidenden Moment den Beckenboden locker zu lassen.

Gerade im Geburtsverlauf hat der Beckenboden eine zentrale Bedeutung und erfüllt grundlegende Funktionen: Er ermöglicht es deinem Kind, sich bei der Geburt von der Quer- in die Längsrichtung zu drehen, um den Beckengürtel zu passieren. Er ist sozusagen die »letzte Tür« in die Welt.

Der Geburtsverlauf

Im Geburtsverlauf gibt es zwei entscheidende Phasen: die Eröffnungsphase und die aktive Austrittsphase.

Die Eröffnungsphase endet mit dem vollständig eröffneten Muttermund (Seite 85). Erst dann kann der Kopf deines Kindes das Areal des Beckenbodens erreichen und du spürst einen Druck nach unten. Dieser Druck nach unten signalisiert, dass die aktive Austrittsphase begonnen hat.

Die aktive Austrittsphase schließt mit dem Pressen ab. Das gezielte Lockerlassen des Beckenbodens hilft dir dann, nicht unbewusst anzuspannen. In dieser Phase hilft dir das Tönen mit »Haa« (Seite 70). Jetzt ist es besonders wichtig, dass du den Beckenboden nicht anspannst, damit dein Kind tiefertreten kann. Das Anspannen des Beckenbodens passiert automatisch, weil man schon als Kleinkind lernt, so den Stuhldrang zu kontrollieren. Dieses Druckgefühl nach unten in der späten aktiven Austrittsphase unterscheidet sich nicht vom Gefühl des Stuhldrangs. Dies kann sehr irritierend sein, sollte dich jedoch nicht verunsichern. Im Gegenteil, es ist ein gutes Zeichen, denn nun hat der kindliche Kopf das erwünschte Ziel erreicht.

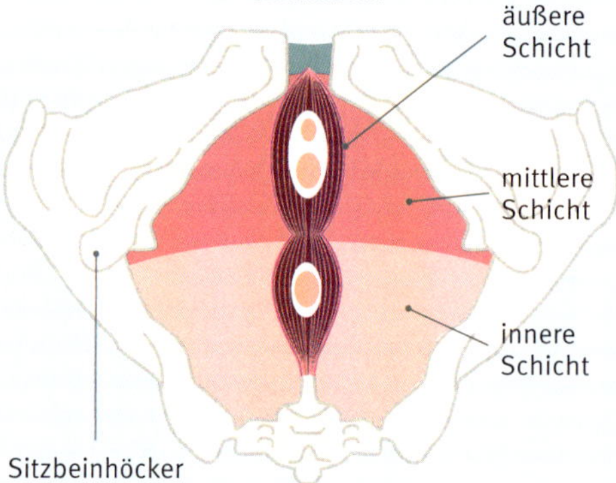

Aufbau des Beckenbodens

Das bewusste Loslassen fällt dir leichter, wenn du die drei Funktionen des Beckenbodens kennst und mit ihnen arbeiten kannst. Um die Funktionen des Beckenbodens besser zu verstehen, ist es hilfreich, den Aufbau zu kennen.

Der Beckenboden befindet sich im unteren Teil des knöchernen Beckens und ist ein Geflecht aus Muskeln, Bändern und Bindegewebe. Im knöchernen kleinen Becken lagern Harnblase, Gebärmutter, Scheide und Enddarm. Diese werden von der ringförmigen Beckenbodenmuskulatur schlingenartig umgeben (siehe Abb.).

Der Beckenboden besteht aus drei aufeinanderliegenden Muskelschichten, die sich evolutionär mit der Aufrichtung des Menschen entwickelt haben.

« Aufbau des Beckenbodens

Die äußere Schicht ist an den beiden Sitzbeinhöckern, Schambein und Steißbein befestigt. Diese Muskelschicht verläuft wie eine Achterschleife und umschließt Harnröhren- und Scheidenöffnung im oberen Teil der Achterschlinge sowie den Darmausgang im unteren Teil der Achterschlinge (siehe Abb.). Kreuzungspunkt beider Kreise ist der Damm. Die Funktion dieser äußeren Beckenbodenschicht ist das Aufmachen und Schließen der Körperöffnungen.

Die mittlere Schicht verläuft quer und verbindet die Sitzbeinhöcker (siehe Abb.). Sie ist die Stütze der inneren Organe wie Blase und Gebärmutter. Beim Niesen oder Husten schützt sie vor zu starkem Druck.

Die innere Schicht verläuft längs und verbindet das Steißbein mit dem Schambein (siehe Abb.). Sie ist die Voraussetzung für eine aufrechte Körperhaltung.

Die Beckenbodenmuskulatur arbeitet auch direkt mit den Bauch- und Rückenmuskeln zusammen. Der Beckenboden trägt und balanciert unseren Oberkörper mit Kopf und Armen sowie Beine und Füße. Nur ein starker Beckenboden kann diese Funktion erfüllen. Ohne Kraft von innen werden die Belastungen des Beckenbodens an die Gelenke und Bandscheiben abgegeben.

So erspürst du die einzelnen Schichten

Es ist nicht so leicht, alle drei Schichten des Beckenbodens bewusst wahrzunehmen. Das Erspüren der drei Schichten des Beckenbodens ist jedoch wichtig, um die Übungen gezielt durchführen zu können. Der erste Schritt zum Erfolg ist die Wahrnehmung, dann folgt die Aktivierung. Beckenbodentraining beugt Blasen- und Gebärmuttersenkungen vor. Deine Körperhaltung verbessert sich und Beschwerden im Nacken-Schulter-Bereich können gelindert werden. Bei den Aktivierungsübungen kommt es zu einer guten Durchblutung dieser Areale. Dies fördert die Empfindsamkeit und hat positiven Einfluss auf eine erfüllte Sexualität.

Ausgangsstellung für das Wahrnehmen und Aktivieren aller drei Beckenbodenschichten ist das korrekte Sitzen.

- Setz dich auf einen Gymnastikball oder auf einen harten Stuhl.
- Positioniere deine Knie etwas breiter als die Hüfte.
- Achte darauf, dass deine Füße einen guten Kontakt zum Boden haben.
- Lass deine Schultern bewusst locker.
- Als Vorübung erspüre deine knöchernen Sitzbeinhöcker (Seite 38).

Erspüren der äußeren Beckenbodenschicht

Um die äußerste Schicht des Beckenbodens zu erspüren, ist es hilfreich, wenn du dich auf ein Kirschkernsäckchen setzt.

- Positioniere das Kirschkernsäckchen so, dass die Ecken jeweils zum Schambein, Steißbein, rechten und linken Sitzbeinhöcker zeigen.
- Um Anus und Scheide herum befindet sich jeweils ein Muskelring, dessen Kreuzungspunkt der Damm ist. Dies ergibt eine Achterschlinge (siehe Abb. Seite 64). Konzentriere dich nun auf den kleinen Muskelring des Anus.
- Stelle dir vor, du verschmälerst beim Ausatmen diesen Ring, indem du ihn verengst oder zuschnürst. Wichtig: Nicht die Pobacken zusammenkneifen! Der Fokus liegt nur auf dem Anus.
- Beim Einatmen spürst du, wie sich der Anusring wieder entspannt.
- Mache dasselbe nun mit dem Scheidenring (die Harnröhre spielt mit). Beim Ausatmen verschmälerst du Harnröhrenöffnung und Scheide.
- Beim Einatmen spürst du, wie sich der Ring um Harnröhre und Scheide wieder entspannt.

Erspüren der mittleren Beckenbodenschicht

Auch die mittlere Beckenbodenschicht kannst du erspüren.

- Schiebe deine rechte Handfläche unter deine rechte Pobacke und die linke Handfläche unter deine linke Pobacke, sodass deine Fingerspitzen die Sitzbeinhöcker ertasten können.
- Achte auf eine aufrechte Körperhaltung.
- Atme entspannt durch die Nase ein.
- Beim Ausatmen ziehe die Sitzbeinhöcker zueinander.
- Beim Einatmen gehen die Sitzbeinhöcker in die entspannte Ausgangsposition zurück.

Erspüren der inneren Beckenbodenschicht

Hierbei ist wieder ein Kissen oder ein Kirschkernsäckchen hilfreich.

- Schiebe die Ecke eines Kirschkernsäckchens oder eines Kissens unter dein Steißbein.
- Setze dich gerade hin und richte dein Becken so auf, dass dein Steißbein einen guten Kontakt zum Kissen hat. Sofort wird sich deine Haltung verändern.
- Drücke nun das Steißbein noch mehr in die Unterlage und stelle dir vor, dein Steißbein bewege sich Richtung Schambein nach vorn.
- Wenn du eine leichte Spannung im Beckenraum spürst, hast du die innere Schicht des Beckenbodens aktiviert.

Funktionsweise des Beckenbodens

Im Alltag hat der Beckenboden zwei grundlegende Funktionen: Er muss halten und stabilisieren und er muss loslassen und elastisch sein. Dazwischen gibt es einen Zustand des Beckenbodens, der nach Menne-Heller als Grundtonus oder Wartetonus beschrieben wird.[54] Der Beckenboden ist nie in Ruhe und stets bemüht, die Grundspannung wiederherzustellen.

Sowohl nach der Funktion des Hergebens oder Loslassens als auch nach der Funktion des Haltens geht der Beckenboden in den neutralen Spannungszustand zurück. Diesen Spannungstonus gewährleisten in erster Linie die langsam arbeitenden Muskelfasern, sogenannte Slow-Twitch-Fasern.[55] Sie arbeiten gegen die Schwerkraft und ermüden nicht. Diese Slow-Twitch-Fasern sind ständig in Bereitschaft, je nachdem welche der beiden gegensätzlichen Funktionen sie ausuben sollen.

Ein kleiner Anteil an »Fast-Twitch-Muskelfasern« befindet sich auch im Beckenboden. Sie kommen insbesondere dann zum Einsatz, wenn ein plötzlicher Druck auf den Beckenboden ausgeübt wird. Sie verhindern, dass geringe Mengen an Urin abgehen können.

Die Funktion des Haltens ist einerseits eine unbewusste reflektorisch eingestellte Spannungserhöhung, sie kann andererseits aber auch bewusst eingesetzt werden. So spannt sich beim Husten, Niesen oder Lachen der Beckenboden reflektorisch an, damit weder Harn noch Stuhl abgehen. Danach geht der Beckenboden wieder in seinen Wartetonus zurück.

Der Beckenboden in der Geburtsvorbereitung

Dein Zwerchfell und dein Beckenboden sind im ständigen Wechselspiel miteinander. Beide haben eine Haltefunktion. Das Zwerchfell ist der wichtigste Atemmuskel. Durch gezielte Atemtechnik ist es möglich, bewusst Einfluss auf deinen Beckenboden zu nehmen. Das Zusammenspiel zwischen Zwerchfell und Beckenboden nennt man Synergismus (siehe Abb.).

Beim Einatmen senkt sich das Zwerchfell nach unten und schafft Raum für die Ausdehnung der Lungenflügel, damit diese sich gut mit Luft füllen können. Der Bauch wölbt sich vor. Ebenso senkt sich der Beckenboden. Beim Ausatmen entspannt sich das Zwerchfell und geht in seine Ausgangsposition zurück. Die Bauchmuskeln spannen sich an und der Beckenboden wird hochgezogen.

Bei der Arbeit mit dem Beckenboden ist es wichtig zu verstehen, dass es ein Zusammenwirken zwischen Mund, Kehlkopf, Zwerchfell und Beckenboden gibt. Auch die Körperhaltung und die Position der Füße am Boden haben einen Einfluss auf die Muskelspannung deines Beckenbodens. Sänger wissen um diesen Synergismus. Um ihrem Atem mehr Volumen zu geben, stehen sie beim Singen breitbeinig auf der Bühne. Sängerinnen fällt es daher oft leichter, den Beckenboden loszulassen.

Beim Beckenbodentraining nach der Methode Menne-Heller liegt der Fokus auf dem Ausatmen.[56] Mit einer bewussten Ausatmung können alle drei Funktionen des Beckenbodens (Halten, Loslassen, Warten) aktiv gesteuert werden. Wenn du schon in der Schwangerschaft mit der Sprechatmung die drei Funktionen des Beckenbodens verinnerlichst, hilft dir das, bei der Geburt bewusst dem Anspannen entgegenzuwirken. Ebenso kannst du nach der Geburt mit der Sprechatmung deinen Beckenboden trainieren.

Die folgenden Übungen sind die Basis für ein bewusstes Wahrnehmen des Beckenbodens und einfach zu lernen. Verwendest du in der Schwangerschaft ein Beckenbodentrainingsgerät (Seite 74), kannst du auch hier diese Atmung beim Warten, Loslassen und Halten einsetzen.

Zusammenspiel zwischen Zwerchfell und Beckenboden bei der Atmung; einatmen durch die Nase, ausatmen durch den Mund

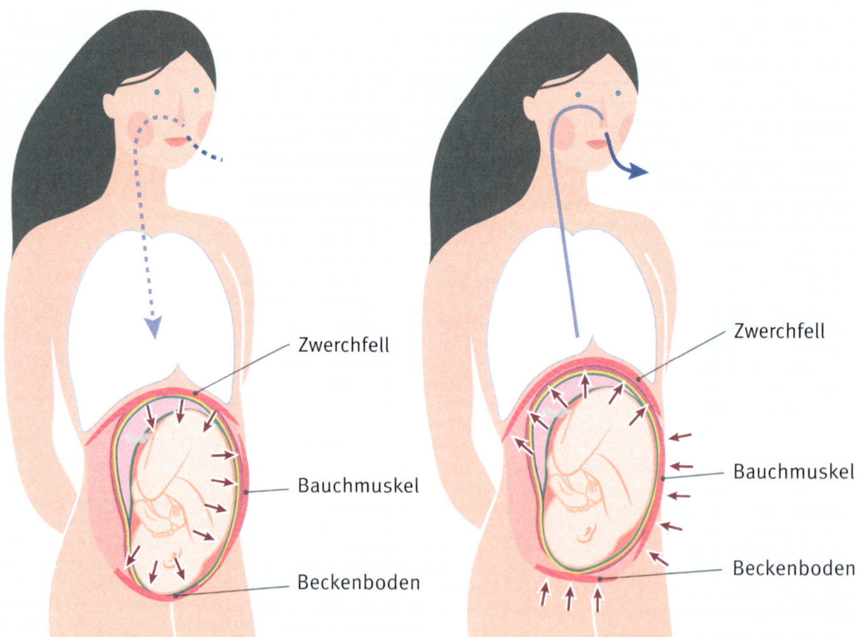

Welche Ausatemtechnik wird wann eingesetzt?

Zum Loslassen in der aktiven Austrittsphase ist ein tönendes, hauchendes Ausatmen mit öffnenden Lauten hilfreich (Seite 70). Dieses Tönen aktiviert das Loslassen. Oft ist es möglich, das Kind »herauszutönen«, statt es herauszupressen. Der Hergebetonus, das Loslassen, wird beim Ausatmen durch folgende Laute unterstützt: »Aah«, »Maa«, »Haa«, »Baa«.

Die neutrale Warteposition des Beckenbodens wird beim Ausatmen mit der Lippenbremse (Seite 40) mit »pf«, »pf« unterstützt. Sie ist die Atmung für die Eröffnungsphase, da das kindliche Köpfchen das Areal des Beckenbodens noch nicht erreicht hat.

Das Halten, also das aktivierende Anspannen des Beckenbodens, erfolgt mit zuschnürenden Lauten der Sprechatmung: »Pick«, »Pick«, »Pick« (Seite 71). Dieses Anspannen ist wichtig beim Beckenbodentraining nach der Geburt.

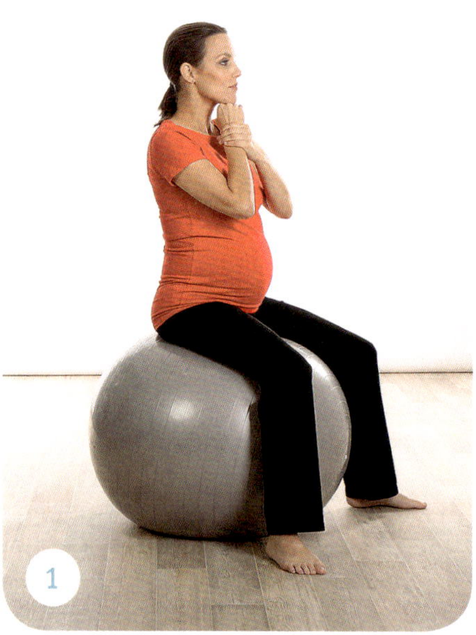

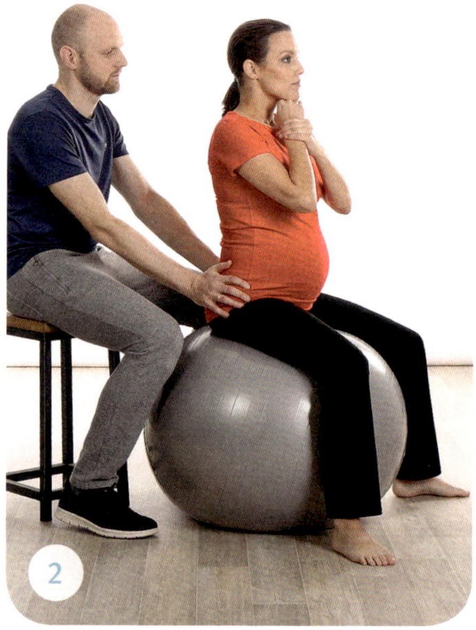

Atemübung: Tönen mit »Haa«

›› Für die aktive Austrittsphase

- Setz dich bequem auf einen Stuhl oder Gymnastikball.
- Atme entspannt durch die Nase ein. ❶
- Beim Ausatmen lass deinen Kiefer ohne Spannung bewusst hängen. Atme in deinen Unterkiefer aus, damit du nicht zu viel Kohlendioxid ausatmest. ❷
- Beim Ausatmen lass die Zunge bewusst am Mundboden. Stell dir vor, dein Kiefer wird immer länger.
- Du kannst hauchen, tönen, seufzen oder gähnen. Hilfreiche Laute sind »Haah«, »Maah« oder »Baah«. Zum Üben kannst du den Handrücken unter dein Kinn legen.

Wirkung: Hilft schon in der Schwangerschaft, das Loslassen zu erfahren, um es dann bei der Geburt bewusst einsetzen zu können.

Tipp: Du kannst dieses Loslassen mit dem gehauchten oder getönten Laut auch bewusst beim Stuhlgang einsetzen.

Sprechatmung zur Aktivierung des Beckenbodens

» Zur bewussten Wahrnehmung des Beckenbodens

- Setze dich gerade auf einen Stuhl oder im Schneidersitz auf den Boden.
- Positioniere ein Kirschkernkissen so unter deinem Po, dass die Ecken des Kissens zum Steißbein, zum Schambein und zu den beiden Sitzbeinhöckern zeigen.
- Bewege dein Becken mit aufrechtem Oberkörper nach vorn und nach hinten.
- Bleibe hinten, damit dein Anus mehr Kontakt zum Kirschkernkissen hat.
- Stelle dir vor, dein Anus pickt beim Ausatmen unter Mithilfe einer explosiven Sprechatmung mit »Pick« jeweils fünf Kirschkerne auf. Dieses Picken muss bewusst geschehen, indem du deinen Anus anspannst, als würdest du mit ihm zwinkern, ohne dabei deine Pobacken zusammenzukneifen.
- Gib anschließend mit der Sprechatmung auf »Bah«, »Bah« nacheinander alle fünf Kirschkerne wieder her.
- Beende diese Übung mit der Lippenbremse (Seite 40), damit der Beckenboden wieder in die Grundposition zurückkommt.
- Gehe in die Ausgangsstellung zurück. Bewege dein Becken mit aufrechtem Oberkörper nach vorn und nach hinten.

Sprechatmung kurzgefasst

- »Pick« ist der Laut für das aktivierende Anspannen (Halten) des Beckenbodens.
- »Haa« ist der Laut für das aktivierende Abspannen (Loslassen).
- »Pff« ist der Laut, um den Beckenboden in die neutrale Position/Grundposition zu bringen.

- Bleibe nun vorn, damit deine Scheide mehr Kontakt zum Kirschkernkissen hat.
- Wiederhole diese Übung nun mit der Scheide.
- Verweile am Ende kurz in der Grundposition.

Verbindung von Beckenboden und Bauchmuskeln

Im Verlauf der Schwangerschaft werden die geraden Bauchmuskeln durch das größer werdende Kind gedehnt, sodass die zuvor senkrecht verlaufenden Muskelstränge in der Bauchmitte leicht auseinanderweichen und etwas nachgeben. Mit zunehmender Schwangerschaft wird es daher beschwerlicher, die sich nach außen dehnenden Bauchmuskeln im Alltag zu aktivieren.

Die Beckenbodenmuskulatur wird in der Schwangerschaft hormonell insbesondere

Niesen ohne Urinabgang

Du kannst beim Niesen oder Husten den Druck auf den Beckenbodenboden verringern, indem du deinen Oberkörper so drehst, dass der Kopf und die Schultern nach hinten schauen. Wenn du gleichzeitig dein Schambein hochziehst, wird der Druck durch das Niesen oder Husten den Beckenboden nur gedämpft erreichen.

durch Progesteron und Relaxin beeinflusst. Das Gewebe wird insgesamt weicher und dennoch muss der Beckenboden durch das wachsende Kind mehr an Gewicht tragen. So kann es bei Überbelastung des Beckenbodens bei fortgeschrittener Schwangerschaft beim Niesen oder Husten zu ungewolltem Abgang von Urin kommen. Ursache dieser unangenehmen Begleiterscheinung ist die hormonelle Veränderung, die dazu führt, dass einerseits mehr Harn produziert wird und anderseits sich die Spannung der Harnröhre vermindert. Bei fortgeschrittener Schwangerschaft drückt auch noch das kindliche Köpfchen auf die Harnblase und löst dadurch vermehrten Harndrang aus.

Damm-Massage

Ab der 36. SSW kannst du mit einer sanften Damm-Massage beginnen. Am besten führst du sie 3-mal die Woche fünf Minuten lang nach dem Duschen oder Baden durch. Achte dabei unbedingt auf eine gute Hygiene.

- Eine Damm-Massage ist im Liegen, Stehen oder Hocken möglich.
- Gib etwas Öl auf deine Finger.
- Führe den Daumen vorsichtig in die Scheide ein. Zeige- und Mittelfinger ruhen auf dem Damm.
- Massiere das Gewebe innen mit dem Daumen und außen mit Zeige- und Mittelfinger, mit kreisenden Bewegungen von links nach rechts.
- Führe den Daumen noch tiefer in die Scheide und du wirst einen Widerstand spüren. Drücke vorsichtig mit dem Daumen von innen gegen diesen Widerstand Richtung Anus. Achte darauf, dass es nicht wehtut! Diese Dehnung soll langsam erfolgen.
- Oft stellt sich die Dehnbarkeit des Dammes erst nach mehrmaligem Üben ein.

Vorsicht: Lange Fingernägel könnten das Gewebe verletzen.

Wirkung: Hilft, das Gewebe im Damm- und Scheidenbereich dehnbar zu machen, und kann Geburtsverletzungen entgegenwirken.

Tipp: Sitzbäder mit Lindenblüten und Heublumentees sind als Alternative oder zusätzlich zur Damm-Massage zu empfehlen.

Der Beckenboden im Geburtsverlauf

Wie bereits erwähnt, ist der Beckenboden für dein Baby die Tür in die Welt. Deshalb ist es wichtig, dass du die Stellung des Beckenbodens während der Geburt kennst.

Die Vorbereitung des Beckenbodens mit Beckenbodenübungen, Damm-Massage und eventuell Beckenbodentrainingsgeräten unterstützt das entspannte Loslassen und wirkt Geburtsverletzungen entgegen.

Eröffnungsphase

In dieser ersten Phase hat der Kopf deines Kindes das Areal des Beckenbodens noch nicht erreicht. Deshalb ist hier die Lippenbremse (Seite 40) hilfreich, damit du verlängert ausatmen kannst. Sie wirkt auf den Beckenboden neutral.

Aktive Austrittsphase

Sobald der Kopf deines Kindes die Sitzbeinhöcker deines Beckens passiert hat, erreicht er das Areal des Beckenbodens. In dieser Phase der Geburt hilft dir ein hauchendes, seufzendes, gähnendes Tönen mit »Haa« (Seite 70), damit du deinen Beckenboden locker lassen kannst. Spannst du in dieser Phase unbewusst den Beckenboden an, verzögert sich dadurch das Tiefertreten des Kopfes.

Probiere aus, wie das Tönen einem unbewussten Anspannen des Beckenbodens entgegenwirken kann:

- Setze dich auf einen Stuhl oder Gymnastikball.
- Atme entspannt durch die Nase ein.
- Beim Ausatmen lass deinen Kiefer locker hängen.
- Drücke deine Zunge auf den Mundboden und töne ein langes »Haaa«, wobei bei jedem »a« der Kiefer noch lockerer hängen sollte.
- Nun versuche, gleichzeitig mit dem tönenden Ausatmen die Scheide anzuspannen. Das wird dir, wenn du dich ganz auf das Tönen mit hängendem Kiefer konzentrierst, nur schwer gelingen.

Dieses Kaum-Anspannen-Können des Beckenbodens, wenn hauchende Laute bewusst getönt werden, ist ein Werkzeug, das dir nun zur Verfügung steht. Du kannst es dann bewusst in der aktiven Austrittsphase einsetzen.

Pressphase

Wie wir bereits gesehen haben, besteht der Beckenboden aus drei Schichten, die dachziegelartig übereinanderstehen. Wenn das kindliche Köpfchen tiefer tritt, wird der Beckenboden ausgewalzt, sodass die drei Schichten nicht mehr übereinander, sondern nebeneinanderliegen. Dadurch verlängert sich die Scheide und der Beckenboden wird weich und elastisch.

Beckenbodentrainingsgeräte

Seit einigen Jahren gibt es ein medizinisch getestetes, aufblasbares Beckenbodentrainingsgerät. Dieses Gerät besteht aus einem aufblasbaren Ballon, der stufenweise eingesetzt werden kann, um das Gewebe des Beckenbodens gut vorzubereiten, damit der kindliche Kopf leichter durchtreten kann. Aus meiner Erfahrung weiß ich, dass Frauen, die mit solch einem Gerät gearbeitet haben, bei der Geburt nicht so überrascht sind von dem Dehnungsgefühl, das der kindliche Kopf am Beckenboden auslöst.

Beginne mit diesem Beckenbodentrainingsgerät in der 37. SSW. Auch beim Üben hiermit kann dir die Sprechatmung (Seite 71) helfen:

- Vorübung: Anspannen des Beckenbodens: Sprechatmung mit »Pick«
- Aufpumpen des Ballons (Lockerlassen): Sprechatmung mit »Haa«
- Halten des Ballons (Warten): Sprechatmung mit »Pf«
- Hergeben des Ballons (Loslassen): Sprechatmung mit »Baah«, »Maah«, »Haah«

Im Gegensatz zum Beckeneingang muss das Kind am Beckenausgang nicht seitlich, sondern nach unten schauen. Am Beckenboden vollzieht das kindliche Köpfchen seine vorletzte Drehung (siehe Abb. Seite 118). Am Ende der aktiven Austrittsphase setzt der Pressdrang ein. Es ist von Vorteil, dem Pressdrang nicht gleich nachzugeben, denn erst wenn die Nase deines Kindes nach unten Richtung Anus schaut, ist das Mitpressen erfolgreich. Zu frühes Mitpressen kann dich und auch dein Kind erschöpfen. Besonders bei Erstgebärenden ist das Gewebe des Beckenbodens straffer und es dauert eine Weile, bis der Kopf des Kindes den Beckenboden passieren kann.

Eine gute Atemtechnik kann dir helfen, dich vom Pressdrang abzulenken und dem Kind genügend Zeit für diese Drehung zu geben. Ein nicht zu frühes Mitpressen hilft auch, dass sich das Gewebe des Beckenbodens langsam dehnen kann und geschont wird. Dies wirkt Geburtsverletzungen entgegen.

Die folgenden Techniken zeigen dir, wie du während einer Presswehe bewusst atmen kannst, ohne mitzupressen.

Zwerchfell-Schwingen

» Für die Pressphase

Beim Zwerchfell-Schwingen, modifiziert nach der Menne-Heller-Methode, atmest du kleine Portionen Luft mithilfe von gehauchten Lauten (»Ha«–»Ha«) aus.[57]

- Stell dir vor, du atmest durch den Mund zwei Fingerhütchen voll Luft aus (Haha) und danach ein Fingerhütchen voll Luft durch den Mund wieder ein (Ha). Dabei kommt es zu einem Schwingen des Zwerchfells in der Atemmittellage: Haha – Ha – Haha – Ha …
- Atemmittellage bedeutet, so bewusst in Ruhe auszuatmen, dass noch Atem zurückbleibt, um weiter ausatmen zu können, und so bewusst einzuatmen, dass noch weiteres Einatmen möglich ist. Beim Schwingen arbeitest du mit kleinen Portionen Luft, sprich Fingerhütchen voll Luft.
- Dabei hängt der Unterkiefer locker, die Zunge liegt weich im Mundboden, Mund und Rachenraum werden als Hohlraum wahrgenommen.
- Atme in den Unterkiefer aus, damit nicht zu viel Kohlendioxid verloren geht.

Variante: Nach meiner Erfahrung fällt es manchen Frauen leichter, beim Ausatmen »Fuh« zu hauchen. Probiere aus, womit du besser klarkommst. Beginne immer mit dem Ausatmen: Wie oben beschrieben atmest du zweimal mit »Fuh« aus und einmal mit »Ha« ein. Aus- und Einatmung laufen dann nach folgendem Muster ab: Fufu – Ha – Fufu – Ha …

Partnerübungen:

- Beim Zwerchfell-Schwingen mit »Fuh« und »Ha« drücke beim Ausatmen die Hände deines Partners. Beim Einatmen löse den Griff. So bekommst du ein besseres Gefühl für den Rhythmus.
- Alternativ kann dich dein Partner mit seinen Handwurzelknochen mit kreisenden Bewegungen im unteren Teil der Michaelis-Raute (Seite 132) mit festen, kreisenden Bewegungen massieren. Die Massage soll rhythmisch beim zweimaligen Ausatmen erfolgen, beim Einatmen stoppt die Massage.

Lokomotiv-Atmung

» Für die Pressphase

Manchen Frauen fällt es schwer, durch den Mund ein- und auszuatmen. Für diese Fälle habe ich die »Lokomotive« entwickelt. Sie ist leicht anwendbar, auch für Frauen, die keine Geburtsvorbereitung hatten.

- Beginne, indem du durch die Nase einatmest. Dabei sollten die Lippen geschlossen sein.
- Atme anschließend zweimal durch den Mund aus, und zwar so, dass die zu einem Spalt geformten Lippen zweimal ein langsames »Pff«, »Pff« herauspfeifen, ähnlich einer Dampflok.

Schieben oder Pressen?

Wenn die Herztöne deines Kindes in der Pressphase überwacht werden und es deinem Baby gut geht, ist keine Eile geboten. Sobald das Köpfchen dann am Scheidenausgang sichtbar ist, kannst du dich entscheiden, ob du dein Kind mit tönenden Lauten herausschieben oder herauspressen möchtest.

Das Schieben mit »Haa« lässt den Beckenboden locker, da der Laut »Haa« hilft, den Beckenboden entspannt zu lassen. Manchmal entwickeln sich automatisch andere Laute. Meiner Erfahrung nach hat sich auch ein »Mmh« beim Ausatmen zum Schieben bewährt.

In dieser Pressphase kannst du deinen Körper sprechen lassen. Je langsamer das Köpfchen geboren wird, umso schonender ist es für dein Gewebe. Folge den Anweisungen deiner Hebamme. Meist ist es besser, den Kopf nicht mit einer Wehe herauszupressen, damit auch die Schulter Zeit hat, sich ins Becken zu drehen (siehe Abb. Seite 118).

Schieben ist in jeder Geburtsposition möglich. Du atmest durch die Nase ein und dann mit einem Laut Richtung Beckenboden drückend aus. Du wirst selbst spüren, welcher Laut dir beim Schieben hilft. Das Schieben hat den Vorteil, dass du dein Kind langsam und dosiert herausatmen kannst. Auch das Gewebe kann sich beim Schieben schonender dehnen. Nach meiner Erfahrung bringt es viele Vorteile, den natürlichen Pressdrang mit Schieben sanft zu unterstützen. Schieben mit Lauten ist meist effektiver als zu frühes Mitpressen. Beim Schieben wird die Sauerstoffzufuhr zum Kind aufrechterhalten und du kannst den Rhythmus selbst bestimmen.

Pressen: Im Gegensatz zum Schieben atmest du beim Pressen durch den Mund ein. Statt auszuatmen, schließt du den Mund und presst die Luft Richtung Anus. Während einer Wehe ist 3-mal Pressen empfohlen.

- Atme durch den Mund ein, sodass sich die Lunge mit Luft füllt.
- Schließe den Mund, lege dein Kinn zur Brust, schließe deine Augen.
- Halte die Luft an und presse sie Richtung Anus, bis du wieder das Bedürfnis hast, einzuatmen.
- Bevor du wieder einatmest, blase die Restluft heraus.
- Hole wieder Luft und beginne von vorn.
- Innerhalb einer Wehe wiederhole das Prozedere 3-mal. Innerhalb von vier Presswehen musst du dann 12-mal mitpressen.

Beim schiebenden Ausatmen mit Lauten wird die Sauerstoffzufuhr nicht unterbrochen. Beim Pressen dagegen wird, statt auszuatmen, die Luft angehalten. Kurzfristiges Luftanhalten kann von Mutter und Kind sehr gut kompensiert werden. Wenn das Pressen jedoch zu lange dauert, ist es sowohl für die Mutter als auch für das Kind erschöpfend.

Aus Erfahrung weiß ich, dass es schonender für Mutter und Kind ist, so spät wie möglich – wenn überhaupt – mit dem Pressen zu beginnen. Auch eine Kombination aus Schieben und Pressen ist möglich. Sie ist sowohl für den Beckenboden als auch für das Wohlbefinden des Kindes vorteilhafter, als nur zu pressen. Auch bei einer Geburt mit PDA (Walking-PDA) ist das Schieben möglich, da der Druck nach unten zu spüren ist.

Mit dem Thema »Schieben und Pressen« haben sich viele unterschiedliche Studien auseinandergesetzt. Besonderes Augenmerk liegt auf dem Beckenboden, der laut Studien beim Schieben weniger belastet wird. Schon 1957 publizierte Benynon, dass die werdende Mutter sich in der zweiten Phase von ihrem eigenen Drang zu schieben leiten lassen sollte.[58]

Spätwirkungen auf den Beckenboden

Grundsätzlich kann man sagen, dass eine Schwangerschaft an sich schon eine Belastung für den Beckenboden ist und dass der Geburtsmodus, also die nicht-operative vaginale Geburt oder der Kaiserschnitt, nur bedingt Einfluss auf den Beckenbodenzustand im Alter haben.

Die bekannte Beckenbodentrainerin Susanne Schwärzler bestätigt, dass auch nach einem Kaiserschnitt Beckenbodenprobleme auftreten können. Der Beckenboden steht in enger Beziehung zu den umliegenden Beckenmuskeln und Faszien. Besonders die mittlere und innere Beckenbodenschicht arbeiten stark mit der Bauchmuskulatur zusammen. Beim Kaiserschnitt wird der Beckenboden umgangen, aber die Bauchmuskulatur durchtrennt. Dadurch wird die Verbindung zum Becken instabil. Alle Muskeln, die am Becken befestigt sind, leiden unter dieser Instabilität.[59]

Das Risiko, nach den Wechseljahren an einer Stress-Inkontinenz zu erkranken, ist bei Frauen, die nicht geboren haben, und Frauen, die problemlose vaginale Geburten hatten, fast gleich. Dies zeigte schon Buchsbaum 2002 in einer Studie mit 149 Nonnen.[60]

Eine weitere Studie dieser Forschungsgruppe bestätigte, dass ein genetisches Risiko bei Inkontinenz vorliegen kann. 2005 untersuchten sie Schwesternpaare nach der Menopause. Sie zeigten, dass Inkontinenz bei 48 Prozent der Frauen vorlag, die nicht geboren hatten, während Inkontinenz bei 50 Prozent der Frauen nachgewiesen werden konnte, die geboren hatten.[61]

Dennoch zeigte eine Inkontinenz-Studie, die 15 000 Frauen in Norwegen untersuchte, folgendes Ergebnis: An Inkonti-

Mia

Nach der Spontangeburt hatte ich weniger Schmerzen

» *Mein erstes Kind wurde aus medizinischen Gründen per Kaiserschnitt entbunden. Zwei Jahre später brachte ich mein zweites Kind mit 4600 g ohne Geburtsverletzungen spontan zur Welt. Gerade nach dem Kaiserschnitt dachte ich, es müsste doch alles in Ordnung sein am Beckenboden. Das Gegenteil war der Fall. Ich hatte lange Schmerzen beim Urinieren und erst nach fünf Monaten keine Schmerzen mehr beim Geschlechtsverkehr. Nach der Spontangeburt dauerte es nur einen Monat, bis alles wieder in Ordnung war. Unmittelbar nach der Geburt bekam ich Hämorrhoiden, die jedoch nach einer Woche wieder weg waren. Auch beim Geschlechtsverkehr hatte ich im Gegensatz zum Kaiserschnitt niemals Schmerzen.* «

nenz litten 10 Prozent dieser Frauen, die nie geboren hatten, 16 Prozent, die einen Kaiserschnitt gehabt hatten, und 21 Prozent, die vaginal entbunden hatten.[62]

Beckenbodentraining im Wochenbett

Die hormonellen Veränderungen, die in der Schwangerschaft dazu geführt haben, dass sich das Gewebe auflockert, stellen sich erst einige Wochen nach der Geburt um. Auch bei einer vaginalen Geburt ohne Geburtsverletzungen kann es sein, dass du nicht gleich den Harndrang spürst. Dennoch ist dies kein Grund zur Besorgnis. Acht Wochen nach der Geburt hat sich die Hormonsituation dann wieder umgestellt. Bei stillenden Müttern erfolgt die Rückbildung der Gebärmutter rascher, da durch den Saugreiz an der Brustwarze das Hormon Oxytocin das Zusammenziehen der Gebärmutter fördert.

Unmittelbar nach der Geburt ist deine Gebärmutter ca. so groß wie eine kleine Honigmelone und noch etwa 1 kg schwer (sonst 40 g). Erst vier Wochen nach der Geburt ist sie wieder so groß wie vor der Schwangerschaft und befindet sich wieder in ihrer ursprünglichen Position im kleinen Becken.

Ein gezieltes Beckenbodentraining unter Einbeziehung der Bauchmuskulatur sollte bei einer Spontangeburt erst vier Wochen nach der Entbindung stattfinden. Nach einem Kaiserschnitt ist dies erst nach zehn Wochen möglich. Zu frühe Bauchmuskelübungen üben einen zu großen Druck auf die noch nicht vollständig zurückgebildete Gebärmutter aus. Dadurch kann eine Gebärmuttersenkung begünstigt werden.

Starke Bauchmuskeln sind entscheidend für einen guten Beckenboden. Sportarten, die Bauchmuskeln miteinbeziehen, fördern einen straffen Beckenboden bis ins hohe Alter. Es hat sich gezeigt, dass afrikanische Frauen, die viele Lasten auf dem Kopf transportieren und dabei automatisch Beckenboden und Bauchmuskeln anspannen, trotz zahlreicher Geburten eher selten Senkungsbeschwerden haben.[63]

Mit einem sanften Beckenbodenwahrnehmungstraining kannst du schon unmittelbar nach der Geburt im Liegen beginnen.

Sanftes Aktivieren aller Beckenbodenschichten

›› Für das Wochenbett

Diese Übung kannst du gleich nach der Geburt im Liegen machen, im Sitzen allerdings erst vier Wochen nach der Geburt.

- Ausgangsstellung: Lege dich auf den Rücken. Deine Beine sind aufgestellt, deine Füße stehen flach auf und dein Becken hat einen guten Bezug zur Unterlage. Lege deine Hände entspannt neben deinen Körper auf die Unterlage, sodass die Handfläche nach unten schauen.
- Atme durch die Nase ein.
- Atme mehrmals mit der Sprechatmung aus, indem du »Pick«, »Pick«, »Pick« tönst. Stelle dir vor, du hast einen Kirschkern in der Scheide, den du mit dem »Pick« nach innen ziehst.
- Ziehe dabei das Schambein Richtung Nabel hoch und stelle dir vor, deine Steißbeinspitze bewege sich in Richtung Schambein.
- Verschmälere gleichzeitig den Abstand deiner Sitzbeinhöcker, ohne deine Pobacken anzuspannen.
- Spüre, wie die Scheide beim verlängerten Ausatmen mit der Sprechatmung »Pick« schmaler wird.
- Beim Einatmen gehen die Sitzbeinhöckerbein wieder auseinander, dein Steißbein ruht wieder auf der Unterlage und deine Scheide entspannt sich.
- Führe diese Übung 5-mal hintereinander durch und wiederhole sie mehrmals täglich.
- Bevor du mit dem Üben aufhörst, atme mit der Lippenbremse (Seite 40) aus, damit dein Beckenboden in den Wartetonus kommen kann.

Die Taille formen

›› Für das Wochenbett

Diese Übung kannst du im frühen Wochenbett ohne Risiko einer Gebärmuttersenkung machen.

- Ausgangsstellung: Lege dich auf den Rücken. Deine Beine sind aufgestellt, deine Füße stehen flach auf und dein Becken hat einen guten Bezug zur Unterlage.
- Lege die Hände auf die jeweilige seitliche Brustkorbwand, sodass die Fingerspitzen zueinander zeigen. Die Arme ruhen auf der Unterlage.
- Atme mit der Lippenbremse aus (»Pff«, Seite 40), drücke beim Ausatmen dein Becken in die Unterlage und hebe dabei dein Schambein etwas an. Die Rippenbögen wandern zueinander. Ziehe gleichzeitig dein Kinn zur Brust.

Wenn du diese Übung ausführst, wird sich beim Ausatmen mit »Pff« dein Unterbauch verkürzen und dein Oberbauch wird schmaler. In deiner Magengegend wird sich eine kleine Grube bilden und deine Taille wird zum ersten Mal seit langem »Hallo« sagen.

Sophie

Ich war schnell wieder die Alte

›› *Es war keine leichte Geburt. Ich hatte einen Dammriss ersten Grades, habe mich zerstört gefühlt, konnte aber im Schneidersitz sitzen. Mein Gynäkologe meinte, wenn ich so im Bett sitzen könnte, wäre das ein gutes Zeichen. Ich bin eine Kämpferin, stehe zu meinem Körper und gebe nicht auf. Vier Wochen nach der Geburt habe ich mit einer Personal-Trainerin (mit Schwerpunkt Beckenboden nach der Geburt) One-to-One-Sessions begonnen. Sie hat mich im positiven Sinn »getreten« und ich konnte schnell tolle Ergebnisse erzielen. Innerlich und äußerlich hat mir dieses Training gutgetan. Bezüglich der Sexualität kann ich empfehlen, solange man noch stillt, viel Gel zu verwenden. Es gibt keinen Grund zu denken, es wird nie, wie es vorher war. Im Gegenteil, es wird sogar besser, denn man hat mehr Gefühl oder Kontrolle und lässt sich besser los.* ‹‹

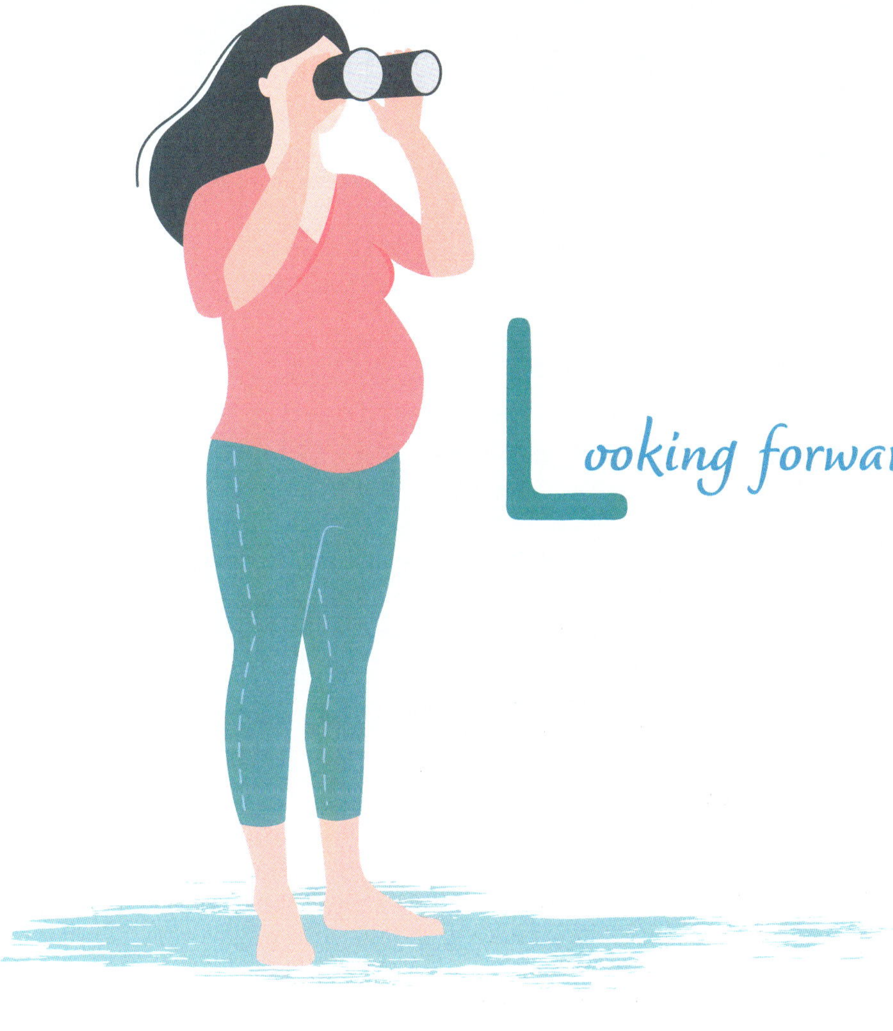

Looking forward

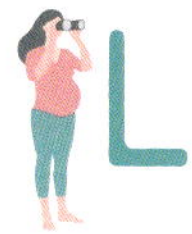

Freude auf den neuen Lebensabschnitt

Ein Baby wird geboren und das Leben der Eltern verändert sich komplett. Neben der Vorfreude schwingt immer auch Unsicherheit mit, die wir dir nehmen möchten.

Mit diesem Kapitel wollen wir dich bestärken, dich mit Freude auf deinen neuen Lebensabschnitt einzulassen. »Looking forward« bedeutet auf Deutsch »sich auf etwas freuen«. Um dir dazu ein gutes Rüstzeug zu geben, erklären wir dir zunächst in groben Zügen die Abläufe der Geburt, das Wochenbett und die erste Zeit mit deinem neugeborenen Baby.

Wenn du die Vorgänge rund um die Geburt kennst und verstehst, hilft dir das, gelassen zu bleiben, auch wenn manches nicht so abläuft, wie du es dir vorgestellt hast. Kennst du die Vorzeichen der nahenden Geburt, gibt dir das Gelassenheit, in Ruhe den Geburtsbeginn abzuwarten. Die Körpersprache deines Babys deuten zu können, gibt dir Sicherheit und Selbstbewusstsein. Im nächsten Kapitel »Empowerment« (Seite 107) werden wir dir dann die physiologischen und zellbiologischen Vorgänge, die zur Geburt führen, noch detaillierter beschreiben.

Geburt und Wehen

Geburten, die natürlich beginnen, sind oft schneller und laufen meist ohne Interventionen ab. Hilfreich für dich ist es, den Unterschied zwischen einer unkoordinierten Schwangerschaftswehe und einer koordinierten Geburtswehe zu kennen.

Die Aufgabe der unkoordinierten Wehen ist es, deinen Gebärmutterhals zu verkürzen, zu erweichen und ihn auf die Eröffnung vorzubereiten. Es ist von großem Vorteil für den Geburtsablauf, wenn du den Reifungsprozess deines Körpers abwartest und geduldig bleibst. Unkoordinierte Wehen sind oft unangenehm und können irritierend sein. Manchmal führen sie aus diesem Grund zu »falschen Alarmen«. Wenn mehrmals sogenannte falsche Alarme erfolgen, wird die Geduld der werdenden Mutter auf die Probe gestellt.

Oft wird dann auf Wunsch der werdenden Mutter, die nicht mehr länger auf den eigentlichen Geburtsbeginn warten möchte, ein Einleitungsversuch gemacht. Wenn der Gebärmutterhals in dieser unkoordinierten Wehenphase noch unreif und die Gebärmutter noch nicht wehenbereit ist, bleibt der erwünschte Erfolg meist aus.

» *Geburtshilfe ist Geduldshilfe* «

Als Hebamme muss ich oft Schwangere davon überzeugen, wie wichtig es ist, den natürlichen Prozessen Zeit zu geben. Wenn du die Beschwerden in den letzten Tagen vor der Geburt deuten kannst, hilft dir das, gelassen zu bleiben. Aus Erfahrung weiß ich, dass sogenannte »falsche Alarme« kurz vor dem Geburtstermin oft ein Garant für eine rasch ablaufende Geburt sind. Bleib geduldig. Alles, was die Natur von sich aus macht, entwickelt eine unkomplizierte Eigendynamik. Geburten, die von selbst beginnen, laufen meist ohne Interventionen ab.

Koordinierte und unkoordinierte Wehen

Der Unterschied zwischen einer koordinierten und einer unkoordinierten Wehe ist leicht zu erkennen. Die Wehen unterscheiden sich nicht nur in ihrer Dauer, sondern auch in ihrer Häufigkeit und Regelmäßigkeit. In beiden Fällen wird dein Bauch hart.

Eine koordinierte Wehe dauert mindestens 45 bis 60 Sekunden an. Sie ist meist

So erkennst du eine koordinierte Wehe

Lege beide Handflächen auf den oberen Teil deines Bauches und spüre deiner Gebärmutter nach. Bei einer koordinierten Wehe beginnt die Verhärtung im oberen Teil der Gebärmutter und zieht sich dann hinunter. Diese Verhärtung des Bauches geht mit einem ziehenden, krampfartigen Schmerz einher. Das Zusammenziehen dauert 45 bis 60 Sekunden an. Bei einer unkoordinierten Wehe wird der Bauch ebenfalls hart, die Verhärtung dauert jedoch weniger als 45 Sekunden oder viel länger als 60 Sekunden an. Sie ist nicht schmerzhaft, sondern nur als Druck im Bauch wahrnehmbar.

mit einem Ziehen im Unterbauch verbunden, ähnlich dem Schmerz bei Regelkrämpfen. Sobald dein Bauch wieder weich ist, hört das Ziehen schlagartig auf. Das entscheidende Kriterium ist die Regelmäßigkeit der aufeinanderfolgenden Wehen. Wenn diese Regelmäßigkeit über eine Stunde anhält, kannst du davon ausgehen, dass die Eröffnungsphase begonnen hat. Geht es dir gut und ist dein Kind aktiv, kannst du in Ruhe abwarten, bis der Abstand zwischen den Wehen fünf Minuten beträgt. Empfindest du die Wehen aber als extrem schmerzhaft, sodass deine Schmerzgrenze überschritten ist, suche gleich die Klinik auf.

Unkoordinierte Wehen sind meist kürzer als 45 Sekunden oder viel länger als 60 Sekunden und sehr unregelmäßig. Sie kommen und gehen und können auch unangenehm sein. Meist werden sie nur als Druck im Bauch wahrgenommen. Unkoordinierte Wehen gehören in den letzten Wochen vor dem Geburtstermin zum Alltag einer Schwangeren. Ungefähr 120 bis 200 unkoordinierte Wehen sind notwendig, bevor die Geburt richtig losgehen kann.[64] Vor allem Frauen, die schon ein Kind geboren haben, reagieren sensibel auf diese unkoordinierten Wehen. Unkoordinierte Wehen lassen deinen Gebärmutterhals reifen und führen auch dazu, dass sich deine Gebärmutter im letzten Drittel der Schwangerschaft wieder senkt. Durch diese unkoordinierten Wehen bewegt sich der Kopf deines Kindes zum Beckeneingang. In diesem Zusammenhang werden sie als Senkwehen bezeichnet.

Der Reifungsprozess des Gebärmutterhalses erfolgt unbemerkt. Er ist überschattet von den allgemeinen Begleiterscheinungen wie Hartwerden des Bauches, Ziehen im Unterbauch sowie Kreuzschmerzen. Durch eine hormonelle Umstellung gibt der Gebärmutterhals allmählich seine Haltefunktion auf und wird zunehmend weicher und kürzer.

Entspannungsbad als Unterscheidungshilfe

Ein Entspannungsbad kann dir helfen herauszufinden, ob die Wehen koordiniert oder unkoordiniert sind. Sind die Wehen schon koordiniert, wird das Entspannungsbad dir keine Erleichterung bringen. Im Gegenteil, die Wehen werden sich durch das entspannende Bad noch verstärken. Hast du Wehen im Abstand von fünf Minuten und hören diese nach einer Stunde nicht auf, ist es Zeit, in die Klinik zu fahren.

Wie läuft eine Geburt ab?

Natürliche Vorgänge haben ihre eigene Gesetzmäßigkeit und werden von verschiedenen Faktoren beeinflusst. So verschieden wie wir Menschen sind, so un-

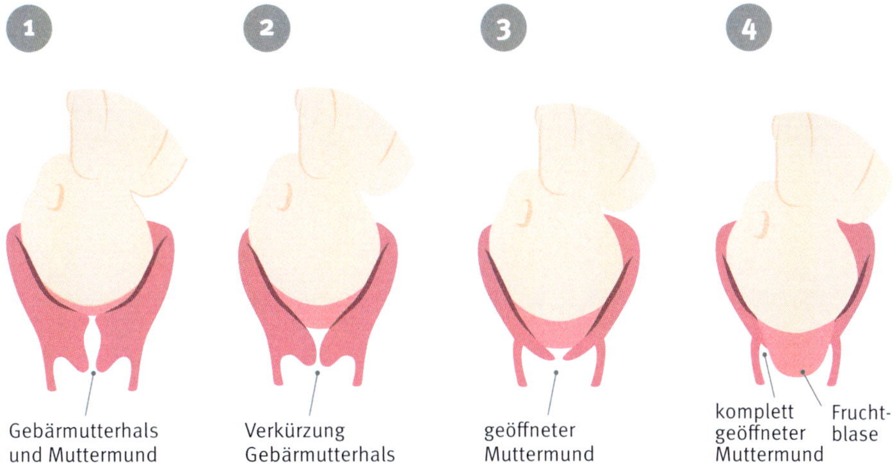

Vom Gebärmutterhals zum Muttermund

terschiedlich laufen auch Geburten ab. Die Geburt bei einer Mehrgebärenden verläuft meist schneller als die bei einer Erstgebärenden. Auch der Geburtsbeginn ist bei jeder Frau anders. So können Mütter, die viele Kinder geboren haben, von jeder ihrer Geburten eine andere Geschichte erzählen.

Dennoch gibt es ein gewisses Schema, das bei jeder Geburt gleich ist. Nachdem die Vorgeburtsphase abgeschlossen ist, kommt es zum eigentlichen Geburtsverlauf, der in drei verschiedene Phasen geteilt ist:

- Eröffnungsphase:
  - Latenzphase
  - Aktivitätsphase
  - Übergangsphase
- aktive Austrittsphase
- Nachgeburtsphase

Die Eröffnungsphase

In der Latenzphase der Eröffnungsphase reift der Gebärmutterhals weiter zum Muttermund. Während der Schwangerschaft ist der Gebärmutterhals etwa 4 cm lang und hat zwei verschlossene Öffnungen, eine innere und eine äußere. ❶
In der Latenzphase verkürzt sich der Gebärmutterhals so lange weiter, bis der innere und äußere Muttermund eins werden. ❷
Ab diesem Zeitpunkt wird nur noch von einem Muttermund gesprochen. Zuerst ist der Muttermund noch dicksaumig, etwa 1 cm dick. ❸
Kurz vor der Geburt ist der Muttermund dann nur noch etwa 1 mm dick und die Weite der Muttermundseröffnung beträgt etwa 9–10 cm, sodass das Köpfchen aus dieser Öffnung gleiten kann. Noch ist die Fruchtblase nicht gesprungen und vor dem Köpfchen ragt eine prall gefüllte Vorblase in die Scheide ❹ (siehe Abb.).

Geburtsbeginn und Blasensprung

Der Blasensprung ist das augenscheinlichste Merkmal des Geburtsbeginns. Manchmal kann es nach erfolgtem Blasensprung einige Stunden dauern, bis die Wehen einsetzen.

Egal in welcher Schwangerschaftswoche der Blasensprung erfolgt, er ist ein Hinweis dafür, dass ein geburtsdynamischer Prozess begonnen hat. Wenn der Blasensprung weit vor dem Geburtstermin erfolgt, ist oft eine Infektion der Mutter der Auslöser. Es gibt verschiedene Arten von Blasensprüngen:

Der vorzeitige Blasensprung geschieht, bevor muttermundswirksame Eröffnungswehen erfolgen. Manchmal kann es bis zu 24 Stunden dauern, bis die muttermundseröffnenden Geburtswehen einsetzen.

Der physiologische Blasensprung kann frühzeitig oder rechtzeitig sein. Er ist frühzeitig, wenn er am Beginn der Eröffnungsphase stattfindet. Springt die Blase bei vollständig eröffnetem Muttermund, handelt es sich um einen rechtzeitigen Blasensprung.

Der verspätete Blasensprung erfolgt am Ende der Pressphase. Dann kommt es vor, dass zuerst die prall gefüllte Fruchtblase, gleich einem mit Wasser gefüllten Ballon, geboren wird, zerspringt und dann das Köpfchen nachfolgt. Manche Kinder kommen auch in der Fruchtblase zur Welt.

Der hohe Blasensprung zeichnet sich dadurch aus, dass Fruchtwasser meist portionsweise in kleinen Mengen abgeht. Der Riss der Fruchtblase erfolgt nicht im unteren Bereich, wo sich das kindliche Köpfchen befindet, sondern weit oben. In diesem Fall kommt es nicht zu einem schwallartigen Abgang von Fruchtwasser, sondern zu einem langsam fließenden.

»Glückshaube«: Bei manchen Geburten reißen die Eihäute nicht, vor allem, wenn sie sehr derb sind. Dann werden die Kinder mit der Eihaut geboren und kommen mit einer sogenannten »Glückshaube« auf die Welt. Damit das Kind atmen kann, ist es wichtig, die Blase rasch zu öffnen.

Der falsche Blasensprung ist meist vermehrtes Scheidensekret, typisch in den letzten Wochen vor der Geburt. Dieses Scheidensekret kann manchmal auch tröpfchenweise abgehen und den Eindruck eines Blasensprungs erwecken.

Der Abgang von Fruchtwasser ist nicht immer einfach zu deuten. Oft geht nur wenig Fruchtwasser ab. Wenn du vor allem beim Treppensteigen ständig das Gefühl hast, »undicht« zu sein, ist es besser, in einer Klinik einen Fruchtwassertest zu machen.

Nur ein massiver Abgang von Fruchtwasser kann nicht übersehen werden. Binnen kürzester Zeit geht dann bis zu einem Liter Fruchtwasser ab.

Wenn dein Arzt dir in den letzten Tagen vor Geburtsbeginn bestätigt, dass das Köpfchen deines Kindes fest im Beckeneingang sitzt und somit das Becken abdichtet, bedeutet ein Blasensprung keine Gefahr für dein Kind und du kannst dich wie geplant in die Klinik bringen lassen. Liegt das Köpfchen deines Kindes jedoch noch hoch oben, wird empfohlen, mit dem Krankenwagen in die Klinik zu fahren.

Aktivitätsphase: Sobald dein Muttermund 4 cm weit ist und deine Wehentätigkeit regelmäßig im Abstand von fünf Minuten erfolgt, kannst du davon ausgehen, dass die Aktivitätsphase der Eröffnung begonnen hat. Bei einer Erstgebärenden dauert die Eröffnungsphase etwa sechs bis neun Stunden, bei einer Mehrgebärenden ungefähr sechs Stunden. Oft ist der Übergang von der Latenzphase in die Aktivitätsphase fließend.

Die koordinierte Eröffnungswehe beginnt am oberen Teil der Gebärmutter, dem sogenannten Korpus. Die Muskulatur deiner Gebärmutter zieht sich zusammen und drückt dabei das kindliche Köpfchen Richtung Gebärmutterhals. Diese Dehnung des Gewebes braucht Zeit. Es dauert eine Weile, bis sich der Gebärmutterhals verkürzt und letztlich nur noch 1 mm dünn ist. Dann spricht man von einem »dünnsaumigen« Muttermund.

Beim Verkürzen des Gebärmutterhalses löst sich der verschließende Schleimpfropf (Mucus). Dieser gallertartige Schleimpfropf hat während der Schwangerschaft die Aufgabe, den Gebärmutterhals abzudichten und vor aufsteigenden Bakterien zu schützen. Die Farbe des Schleimpfropfs ist weiß bis gelblich. Wenn dieser Schleimpropf blutig ist, wird das in der Fachsprache als »zeichnen« bezeichnet.

Manchmal verläuft der Geburtsbeginn etappenweise und zieht sich über Tage. Es kann vorkommen, dass schon reichlich Schleim abgeht und du ein regelmäßiges Ziehen spürst und dann nach einer Stunde die Wehen abrupt aufhören. Oft dauert es einige Stunden, manchmal auch einige Tage, bis die Wehentätigkeit erneut einsetzt. Das ist ein ganz normaler natürlicher Prozess, der auch bei Mehrgebärenden zu falschen Alarmen führen kann. Sei nicht enttäuscht, wenn du nach einer Kontrolle wieder heimgeschickt wirst.

» Die Summe der sogenannten falschen Alarme macht eine schöne Geburt. «

Aus meiner Erfahrung als Hebamme weiß ich: Eigentlich gibt es keine falschen Alarme. Jedes Mal, wenn der Körper ein Zeichen setzt, wie regelmäßiges Ziehen im Unterbauch, ist dies ein Schritt in Richtung Geburt. Nur braucht es manchmal einige Anläufe, bis die Geburtsdynamik ihren endgültigen Verlauf nimmt.

Die Eröffnungswehen werden ähnlich wie Menstruationskrämpfe wahrgenommen, ein immer wiederkehrendes starkes Ziehen im Unterbauch. Diese Schmerzen entstehen durch eine Minderdurchblutung der Muskulatur, verursacht durch das Zusammenziehen der Blutgefäße während der Wehe.

Manche Frauen spüren diesen Schmerz hauptsächlich im Rücken und nehmen die Eröffnungswehen ausschließlich als Kreuzschmerzen wahr. Hast du in regelmäßigen Abständen Kreuzschmerzen, die aufhören, sobald dein Bauch wieder weich ist, und anfangen, wenn er wieder hart wird, kann das ein Zeichen sein, dass die Eröffnungsphase begonnen hat.

Die Kontraktionen sind erst dann wirklich schmerzhaft, wenn sich der Muttermund weitet. Während der Wehenpause entspannt sich die Gebärmutter. Diese Wehenpause ist nicht nur für die Sauerstoffversorgung des ungeborenen Kindes wichtig, sondern auch für die der Gebärmuttermuskulatur. Wenn die Gebärmuttermuskulatur nicht ausreichend mit Sauerstoff versorgt wird, kann dies die Muttermundseröffnung verzögern.

Früher sagte man: pro Stunde Wehentätigkeit 1 cm Muttermundseröffnung. Heute weiß man, dass dies so nicht stimmt. Laut einer neueren Studie erfolgt die Muttermundseröffnung variabel.[65] Manchmal geht es schneller, als man denkt.

Übergangsphase: Der letzte Teil der Eröffnungsphase wird auch als Übergangsphase bezeichnet und als sehr heftig empfunden. Er beginnt, sobald der Muttermund 8 cm weit geöffnet ist, und hält an bis zum Verstreichen des Muttermundes. Die Intensität der Wehen nimmt zu, der Abstand zwischen den Wehen ist sehr kurz. Die Übergangsphase ist für viele die unangenehmste Phase der Geburt.

Am Ende der aktiven Eröffnungsphase ist der Muttermund verstrichen, d. h. vollständig eröffnet (10 cm) und der kindliche Kopf kann den Beckeneingang passieren.

Die aktive Austrittsphase

Die aktive Austrittsphase beginnt bei vollständig eröffnetem Muttermund, mündet im Pressdrang und endet mit der Geburt des Kindes. Bei Mehrgebärenden ist die aktive Austrittsphase wesentlich kürzer als bei Erstgebärenden. Bei einer Erstgebärenden kann sie zwei bis drei Stunden dauern, bei der Mehrgebärenden hingegen eine halbe bis eine Stunde.

In der aktiven Austrittsphase verkürzt sich der Abstand zwischen den Wehen und die Wehen werden intensiver wahrgenommen. Es entsteht ein Druck nach unten und ein Gefühl des Stuhldrangs setzt ein. Viele Frauen beschreiben diese Phase als die schwierigste. Da sich die Abstände zwischen den Wehen verkürzen, bleibt weniger Zeit, sich in den kurzen Wehenpausen zu erholen.

Am Ende dieser Phase hat der Kopf deines Kindes den Beckenboden erreicht und ein unwillkürlicher, reflektorischer Pressdrang setzt ein. Der Pressdrang entsteht durch den Druck des kindlichen Kopfes auf ein Nervengeflecht am Beckenboden. Er ist ein nicht steuerbarer Entleerungsreflex und löst die Bauchpresse aus. In der Pressphase werden die

Abstände zwischen den Wehen wieder größer und die werdende Mutter kann sich nun wieder besser erholen.

Die aktive Austrittsphase ist zu Beginn meist durch Unruhe gekennzeichnet, während ihr Ende, das Pressen, oft entspannter abläuft. Um den Beckenboden zu schonen und das Kind nicht zu stressen, ist es von Vorteil, mit gezielter Atmung (zum Beispiel Zwerchfell-Schwingen, Seite 75, oder Lokomotiv-Atmung, Seite 75) dem Pressdrang nicht gleich nachzugeben. Dadurch kann sich das Gewebe deines Beckenbodens besser dehnen.

Sobald der kindliche Kopf mit größtem Umfang am Scheidenausgang in der Wehe sichtbar wird, dauert es nicht mehr lange, bis das Köpfchen geboren wird. Dennoch ist es ratsam, nicht mit einer einzigen Presswehe das Köpfchen herauszuschieben, um dem Gewebe Zeit zu geben, sich zu dehnen. Das langsame Dehnen des Gewebes hilft, Dammrissen vorzubeugen. Anweisungen von Arzt und Hebamme unterstützen dich in dieser Phase.

Die Nachgeburtsphase

Nachdem dein Kind geboren ist, beginnt die Nachgeburtsphase. Bevor die Plazenta ausgestoßen wird, kommt es zu einer Lösungsblutung. Es blutet aus der Plazentahaftstelle an der Gebärmutterwand. Ist die Plazenta mit den Eihäuten und der Nabelschnur vollständig ausgestoßen, endet diese Phase und das Wochenbett beginnt.

Die Nachgeburtsphase dauert etwa zehn Minuten bis eine halbe Stunde, manchmal auch länger. Sobald die Plazenta geboren ist, zieht sich die Gebärmutter unter dem Einfluss des Hormons Oxytocin wieder zusammen. Das ist ein wichtiger Vorgang, um die Blutung zu stoppen.

In dieser Phase ist es günstig, dein Kind anzulegen, da durch die Stimulation der Brustwarze das Hormon Oxytocin ausgeschüttet wird. Gleichzeitig stimuliert das Hormon Oxytocin das Zusammenziehen der Milchgänge, aber auch die Kontraktion der Gebärmuttermuskulatur. Dieses Hormon, das in der Hypophyse gebildet wird, wird auch als »Liebeshormon« bezeichnet und fördert die Bindung zum Kind.

Vom Fetus zum Neugeborenen

Mit dem ersten Atemzug wird aus dem Fetus ein Neugeborenes und das kindliche Kreislaufsystem verändert sich grundlegend. Die Lungenflügel entfalten und öffnen sich. Nicht mehr die Plazenta, sondern die kindliche Lunge ist nun für die Versorgung deines Babys mit Sauerstoff verantwortlich.

Entwicklung der Lunge

Im Mutterleib ist die Lunge deines ungeborenen Kindes mit Flüssigkeit gefüllt, die von der Lunge selbst produziert wird, ebenso ist auch ein geringer Anteil Fruchtwasser vorhanden. Diese Lungenflüssigkeit sorgt dafür, dass die Lunge reift und nicht kollabiert. Schon vor der Geburt nimmt die Menge dieser Lungenflüssigkeit ab und wird dann während der Geburt durch das Ausschütten der kindlichen Stresshormone noch einmal erheblich geringer, weil die Lungenepithelzellen diese Flüssigkeit rasch wieder aufnehmen. Beim Durchtritt durch den Geburtskanal wird ein weiterer Teil herausgepresst.

Beim ersten Atemzug füllt sich die Lunge deines Babys mit Luft, die verbliebene Restflüssigkeit wird durch das Einströmen der Luft verdrängt und von den Lungenepithelien rasch wieder aufgenommen, sodass sich die Lungenbläschen entfalten und mit Luft füllen können.

Diese Lungenbläschen wurden schon in der Schwangerschaft mit einem Feuchtigkeitsfilm, dem sogenannten Surfactant, ausgekleidet. Dieser bereitet die Lungenbläschen auf die Dehnung bei der Atmung vor. Er wird von der Lunge selbst produziert und ist auch im Fruchtwasser nachweisbar. Die Aufgabe des Surfactants ist es, die Oberflächenspannung der Lungenbläschen zu reduzieren, damit diese sich beim ersten Atemzug besser dehnen können. Schon ab der 30. SSW steigt die Produktion des Surfactants an. Bei drohender Frühgeburt wird der Mutter zwischen der 26. und der 33. SSW ein Medikament injiziert, um die Bildung des Surfactants anzuregen.

Selbstständige Atmung

Am wichtigsten für die Anpassung an die neue Umwelt ist die selbstständige Atmung deines Babys. Manchmal dauert es einige Sekunden, bis der erste Schrei erfolgt. Dieser erste Atemzug erfordert erhebliche Anstrengungen für dein Kind. Das »erste Luftschnappen« wird durch das Atemzentrum reguliert und kann durch verschiedene Reize wie Kälte und Berührungen ausgelöst werden. Deshalb werden Neugeborene immer mit warmen Tüchern abgerieben, um mit diesen Berührungen den Atemreiz zu verstärken.

Die nachfolgenden Atemzüge erfordern weniger Atemarbeit für dein Kind. Die meisten Neugeborenen schnappen innerhalb von sechs Sekunden nach der Geburt nach Luft. Innerhalb von 15 Minuten stellt sich eine normale Atmung und ein adäquater Gasaustausch ein. Dein Kind atmet nun spontan mit etwa 35 bis 40 Atemzügen pro Minute.

Für das ungeborene Kind war die Plazenta die Sauerstoffquelle. Aus diesem Grund strömte vor der Geburt das Blut im fetalen Blutkreislauf durch die Plazenta, während die Lunge weitgehend umgangen wurde. Dafür sorgten im vorgeburtlichen Kreislauf zwei physiologische Gefäßkurzschlüsse, sogenannte fetale Shunts.

Mit dem ersten Atemzug deines Kindes erlischt die Funktion dieser Verbindungen und die Gefäßkurzschlüsse schließen sich. Innerhalb der ersten Stunden (bis drei Tage) schließt sich die Gefäßverbindung zwischen Lungenarterie und Aorta, der Ductus arteriosus Botalli. Später verschließt sich zunächst nur funktionell eine türartige Verbindung zwischen den Vorhöfen der rechten und linken Herzkammer. Dieses »Loch« im Herzen wird auch Foramen ovale (auf Deutsch: ovales Loch) genannt und bleibt noch einige Zeit nachweisbar.

Auch andere Organe ändern ihre Funktionen grundlegend. Die Niere des ungeborenen Kindes produzierte im Mutterleib Fruchtwasser. Unter den neuen Lebensumständen muss die Niere nun das Wasser-Elektrolyt-Gleichgewicht sowie den Säure-Basen-Haushalt regulieren.

Vorsicht Wärmeverlust!

Neugeborene haben im Verhältnis zu ihrer Körpergröße eine relativ große Körperoberfläche und sind daher leicht anfällig für Temperaturunterschiede. Vor allem nach der Geburt ist es wichtig, das Kind mit warmen Tüchern abzureiben, damit durch die Verdunstung kein Wärmeverlust entsteht. Die beste Wärmequelle für das Neugeborene ist die Mutter. Nachdem es dir auf den Bauch gelegt wurde, wird es sofort mit warmen Tüchern zugedeckt, damit es nicht auskühlt.

Neugeborene können nur bis zu einem gewissen Grad Wärmeverluste ausgleichen. Im Gegensatz zum Erwachsenen können sie nicht vor Kälte zittern und uns so zeigen, dass ihnen kalt ist. Bei reifen Neugeborenen bestehen zwei bis sieben Prozent des Körpergewichts aus einem braunen Fettgewebe, das wie eine Heizung direkt Wärme produziert.

Haut und Körperbehaarung

Ungeborene Kinder sind mit der Vernix caseosa bedeckt. Diese sogenannte »Käseschmiere« dient zum Schutz der Haut. Kinder, die zum Geburtstermin geboren werden, haben meist wenig bis keine Käseschmiere mehr auf ihrer Haut. Manche Kinder haben noch Härchen am Rücken, im Schulter- oder Nackenbereich. Dies wird als Lanugo-Behaarung bezeichnet. Diese Behaarung verschwindet meist nach einigen Wochen.

Knochen und Schädel

Die Knochen der neugeborenen Kinder sind relativ weich und bestehen meist noch aus Knorpelgewebe. Die Schädeldecken sind noch nicht zusammengewachsen.

Die Zwischenräume zwischen den Schädeldecken nennt man Fontanellen. Sie sind wichtig, damit sich die Schädeldecken während der Geburt verschieben können und sich das kindliche Köpfchen besser an das mütterliche Becken anpassen kann. Sie müssen geöffnet bleiben, um dem Wachstum des kindlichen Gehirns Raum zu geben, und schließen sich dann nach und nach.

Die auffällige vordere Fontanelle ist groß und rautenförmig. Sie ist als weiche Stelle leicht zu ertasten, wenn du dein Kind oberhalb der Stirn streichelst. Diese große Fontanelle schließt sich in der Regel im Laufe des 2. Lebensjahres oder auch erst später. Die fünf kleineren Fontanellen hingegen sind in der Regel bis zum Ende des ersten Lebensjahres geschlossen.

Diese Fontanellen sind sehr empfindlich und gut tastbar. Wenn dein Kind zu wenig Flüssigkeit bekommt, sinken sie ein. Ist dies der Fall, solltest du dein Kind von einem Arzt oder einer Hebamme anschauen lassen.

APGAR-Score

Wie gut sich dein Kind direkt nach der Geburt körperlich an die neue Lebenssituation angepasst hat, wird mit dem APGAR-Score bewertet, eine standardisierte Beurteilung der Vitalität. Schon Mitte des letzten Jahrhunderts hat die amerikanische Anästhesistin Virginia Apgar den APGAR-Score als Punkteschema entwickelt. In einem standardisierten Schema mit Punkten von 1 bis 10 werden die Herzfrequenz, die Atmung, die Muskelspannung, die Hautfarbe und die Reflexe des Neugeborenen gemessen. Diese Werte werden nach einer, fünf und zehn Minuten erhoben und dienen der ärztlichen Beurteilung der Vitalität.

Blutgasanalyse

Neben dem APGAR-Score wird nach den heutigen Standards eine Blutgasanalyse des Nabelschnurblutes durchgeführt. Hierfür wird Blut aus der Nabelschnurarterie und einer der beiden Nabelschnurvenen entnommen. Das Ausmaß einer möglichen Übersäuerung (Azidose) des Blutes ist dabei entscheidend, sie ist am pH-Wert ersichtlich. Diese Werte geben Hinweise, ob das Kind unter der Geburt Stresssituationen ausgesetzt war.

Hautveränderungen

Um den 2. Lebenstag kommt es manchmal vor, dass eine unregelmäßige fleckige, leicht erhabene Rötung mit gelblichen Knötchen auftritt. Diese Hautrötungen finden sich besonders im Gesicht, auf dem Rumpf, an den Extremitäten und am Po. Die Ursache dieses sogenannten Erythema neonatorum ist unbekannt. Es verblasst meist innerhalb von zwei Tagen.

Vor allem im Nasenbereich von Neugeborenen können feine weiße Punkte, sogenannte Milien oder auch Grießkörner, auftreten, die in der Regel schnell verschwinden. Ursache ist eine Hormonumstellung des Neugeborenen, ähnlich wie in der Pubertät, hervorgerufen durch die Überreaktion der Talgdrüsen der Haut.

Gewichtsentwicklung

In den ersten Lebenstagen verliert dein Kind an Gewicht. Es kann zu einer Gewichtsreduktion von sieben bis zehn Prozent kommen. Am 3. bis 5. Lebenstag erreicht das Gewicht sein Minimum. Dieser Gewichtsverlust hat mehrere Ursachen. Dein Kind scheidet in den ersten Tagen mehr aus, als es an Flüssigkeit aufnehmen kann. Sobald der Milcheinschuss erfolgt ist, steigert sich die produzierte Milchmenge täglich und die Kinder nehmen rasch zu. Um den 10. Lebenstag hat dein Baby wieder sein Geburtsgewicht erreicht. Von da an ist eine wöchentliche Zunahme von 200 g erwünscht.

Stillen

Unmittelbar nach der Geburt wird dir dein Neugeborenes mit saugenden Mundbewegungen zeigen, dass es nun bereit ist, gestillt zu werden. Oft ist es nur ein Öffnen des Mundes und eine Bewegung mit der Zunge. Manchmal auch ein neuerliches Weinen, das signalisiert, jetzt saugen zu wollen. Viele Kinder schaffen es von allein, die Brustwarze richtig zu fassen, manche brauchen ein wenig Unterstützung. Auch da heißt es, geduldig zu sein. Obwohl der Saugreflex innerhalb der ersten halben Stunde besonders stark ist, gibt es Kinder, die erst später ein Saugbedürfnis zeigen.

Das erste Anlegen

Das Anlegen unmittelbar nach der Geburt dient noch nicht der Sättigung. Der Magen eines Neugeborenen ist so groß wie eine Erbse. Dein Baby hat genug Energiereserven gespeichert, dennoch ist jeder Tropfen Vormilch, das sogenannte Kolostrum, den das Baby erhält, nicht mit Gold aufzuwiegen. Das Kuscheln und Saugen an der Brust fördern die Mutter-Kind-Bindung (Bonding).

Manchmal dauert es etwas länger, bis es mit dem Anlegen klappt. Hier ist es wichtig, sich selbst und das Baby nicht unter Druck zu setzen. Manchmal drehen die Neugeborenen beim Anlegen ihren Kopf vor der Brust nach rechts und nach links. Es scheint, als ob sie den Kopf von der

Brust wegdrehten. Das heißt nicht, dass sie noch nicht bereit sind. Im Gegenteil, es handelt sich bei diesen Kopfbewegungen um einen angeborenen Suchreflex. Am besten ist es dann, dem Baby mehr Raum zur Verfügung zu stellen, etwa, indem du dich zurücklehnst und dein Baby in Bauchlage auf deinen Oberkörper legst. Die Position ermöglicht deinem Kind, die Brustwarze von selbst zu finden.

Beim Anlegen achte darauf, dass dein Kind nicht nur die Brustwarze, sondern auch den Warzenvorhof in den Mund nimmt. Je weniger vom Warzenvorhof beim Andocken zu sehen ist, umso tiefer befindet sich die Brustwarze im Mund. Wenn die Brustwarze beim Saugen bis zum Schlund des Neugeborenen reicht, ist das Saugen effektiv.

Verschiedene Brustwarzenformen

Die Form deiner Brustwarzen kann das Saugen erschweren oder begünstigen. Bei den meisten Frauen richten sich die Brustwarzen durch Kältereiz, Berührung oder andere Reize auf. Ist das nicht der Fall, spricht man von Flach- oder Hohl-/Schlupfwarzen. Eine Flachwarze hebt sich bei Reiz nicht sehr weit vom Vorhof ab. Eine Hohlwarze stülpt sich bei Stimulierung nach innen. Gut geformte, größere Brustwarzen, die bei Kältereiz gut sichtbar sind, erleichtern dem Kind das Andocken. Bei Schlupfwarzen und sehr kurzen Brustwarzen sollte dem Kind geholfen werden.

Kopfbergehaltung

Wenn dein Kind die Brustwarze nicht von selbst findet, lege deinen rechten Arm entlang des Rückens deines Kindes, sodass deine Hand das kindliche Köpfchen gut erreichen kann. Mit Daumen und Zeigefinger deiner rechten Hand forme ein U. Lege die zu einem U geformte Hand an den Halsansatz deines Kindes und drücke das Köpfchen sanft Richtung Brustwarze. Die linke Hand hebt dabei die Brust. Achtung: Das Kind immer zur Brust führen und nicht die Brust zum Kind!

Bei extrem kurzen Brustwarzen kann es vorkommen, dass die Brustwarze in der Trinkpause aus dem Mündchen des Kindes gleitet und das Kind wieder neu angelegt werden muss. Das Unterbrechen des Stillprozesses ermüdet den Säugling. Damit das nicht passiert, ist es hilfreich, das kindliche Köpfchen zu halten.

Bei Flach- und Hohlwarzen kann ein Stillhütchen helfen, dem Kind das Saugen zu erleichtern. Es verlängert die Brustwarze und drückt durchgehend auf den kindlichen Gaumen, sodass der Stillprozess nicht unterbrochen wird. Oft ist das Stillhütchen nur für einige Tage notwendig. Je größer und kräftiger die Babys werden, umso leichter schaffen sie es, Brustwarze und Vorhof im Mund zu behalten.

Das Einmaleins des Windellesens

Du kannst in der vollen Windel deines Babys wie in einem Buch lesen, denn mit der Reife der Muttermilch verändert sich auch Konsistenz und Farbe des kindlichen Stuhls.

Das Erste, was dein Baby ausscheidet, ist das **Mekonium**, das sogenannte »Kindspech«. Es ist geruchslos und hat sich im Lauf der Schwangerschaft im Darmtrakt des Fetus durch Schlucken von Fruchtwasser angesammelt. Mekonium ist eine schwarze gallertartige, zähe, teerartige Masse, bestehend aus Gallenflüssigkeit, Fruchtwasser, verschluckten Haaren und Hautzellen sowie abgeschilferten Epithelzellen der Schleimhäute deines Babys. Seine schwarze Färbung ist auf ein Abbauprodukt des roten Blutfarbstoffes, das Biliverdin, zurückzuführen. Mekonium wird nach der Geburt in den ersten Lebenstagen ausgeschieden. Die Ausscheidung des Kindspechs kann durch häufiges Anlegen beschleunigt werden.

Wenn das Baby dann das erste Mal Kolostrum erhält, verändert sich die Konsistenz und der erste kindliche Stuhl ist eher bräunlich bis grünlich, bis er nach und nach orangegelb wird.

Sobald die Übergangsmilch da ist, verändern sich Farbe und Konsistenz des kindlichen Stuhls erneut. Diese fettere und kaseinreichere Übergangsmilch sättigt dein Neugeborenes nun besser. Der Stuhl der Übergangsmilch hat schon eine cremige Konsistenz mit quarkähnlichen Körnern. Die Farbe kann bräunlich, ockerfarben oder hellgrün sein. Dieser Stuhl wird auch als Übergangsstuhl bezeichnet. Er riecht meist leicht säuerlich, kann aber auch stinken. Innerhalb von 24 Stunden sollte das Kind drei volle Windeln haben. Das zeigt, dass ausreichend Übergangsmilch vorhanden ist.

Der Muttermilchstuhl riecht süßlich und hat eine flüssige bis cremige Konsistenz mit kleinen quarkähnlichen Körnern. Seine Farbe ist hellgelb bis ockergelb. In den ersten Lebenstagen hat das Brustkind sehr oft Stuhl, meist nach dem Stillen. Mit der Zeit lässt die Häufigkeit jedoch nach. Bei voll gestillten Kindern, die gut zunehmen

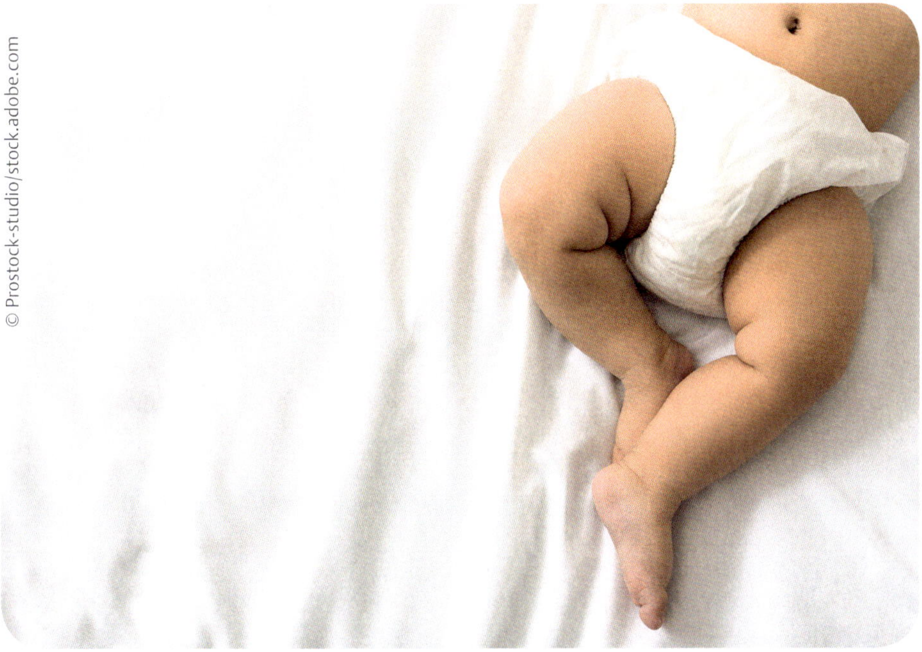

(d. h. pro Woche etwa 200 g), ist es nicht problematisch, wenn sie bis zu 10 Tage lang keinen Stuhlgang haben. In diesem Fall wird die Muttermilch komplett verdaut.

Wird das Kind ausschließlich mit einer Pre-Nahrung gefüttert, sollte es täglich Stuhlgang haben. Dies ist wichtig, damit es nicht zu Blähungen und Bauchschmerzen kommt. Bei Verstopfung solltest du einen Arzt aufsuchen. Der Stuhl der Flaschenkinder ist deutlich fester, da nicht alle Bestandteile der Flaschenmilch komplett verdaut werden können. Daher riecht der Stuhlgang auch etwas strenger.

Auch im Urin kannst du lesen

Die Urinfarbe ist bei voll gestillten Kindern geruchsneutral und hell- bis sonnengelb. Bei zu geringer Flüssigkeitszufuhr ist der Harn konzentriert und dunkelgelb. Es ist ein gutes Zeichen, wenn die Windel deines Kindes bei jedem Wickeln nass ist. Wenn dies in den ersten beiden Tagen nicht der Fall ist, kann das ein Hinweis darauf sein, dass zu wenig Flüssigkeit zugeführt wird.

In den ersten Lebenstagen eines Neugeborenen kann das sogenannte Ziegenmehlsediment im Urin auftreten. In der Windel des Neugeborenen zeigen sich rote, sandartige Ablagerungen. Dies sind Kristalle, die sich aus der Harnsäure gebildet haben. Hierbei handelt es sich um eine physiologische Erscheinung. Bei Unsicherheit bitte Hebamme oder Kinderarzt fragen.

Lass dein Baby nicht zu lange in seiner nassen Windel liegen. Die sensible Babyhaut wird unter der Windel durch Feuchtigkeit, Reibung und Körperwärme leicht gereizt. Daher sollten Babys tagsüber etwa 6–8-mal gewickelt werden.

Veränderung der Muttermilch

Beim ersten Anlegen, unmittelbar nach der Geburt, erhält dein Kind eine Vormilch, die man Kolostrum nennt. An diese Kolostrumsphase schließt die Übergangsphase mit der Übergangsmilch an, bis die Übergangsmilch zur Muttermilch reift.

Das Kolostrum wird von deinen Milchdrüsen etwa zwölf Wochen vor und vier bis sechs Tage nach der Geburt gebildet. Es ist dickflüssiger und gelber als die spätere Muttermilch. Verglichen mit der Muttermilch hat es mehr Eiweiß, weniger Zucker und Fette und ist reich an Mineralsalzen. Das Kolostrum ist daher für das Neugeborene besonders leicht verdaulich. Durch den höheren Anteil von Vitamin A (Betacarotin) erhält es die charakteristische gelblich orange Farbe. Signifikant ist der hohe Zinkgehalt, zusammen mit Vitamin A und C bildet er einen Zellschutz gegen freie Radikale. Das Kolostrum ist reich an Antikörpern, weißen Blutkörperchen (Leukozyten) und Fresszellen (Makrophagen), die das Neugeborene vor Infektionen schützen. Das Kolostrum hat eine leicht abführende Wirkung, damit das gallertartige, konsistenzreiche Mekonium (»Kindspech« (Seite 96) besser ausgeschieden werden kann. Pro Tag werden etwa 80 bis 150 ml Kolostrum gebildet.

Übergangsmilch Am 3. bis 4. Tag nach der Geburt geht das Kolostrum in die Übergangsmilch über. Verglichen mit der späteren Muttermilch enthält sie weniger Kasein und einen höheren Molkeanteil und ist daher leichter verdaulich. Kasein und Molke sind Milchproteine, die für die Verdauung eine wichtige Funktion haben. Kasein wird fest, wenn es mit der Magensäure in Berührung kommt. Diese Festigkeit bewirkt beim Säugling ein längeres Sättigungsgefühl. Die Molke, die viele Antikörper enthält, ist im Vergleich zum Kasein deutlich flüssiger und für das Neugeborene leichter verdaulich.

Das Verhältnis von Molke zu Kasein passt sich im Laufe der Zeit den Bedürfnissen deines Kindes an. So ist beim Kolostrum das Verhältnis Molke zu Kasein 90:10, da das unreife Verdauungssystem Kasein schwer verdauen kann.[66] Langsam steigert sich der Anteil des Kaseins und am Ende des ersten Lebensmonats ist das Verhältnis Molke zu Kasein 60:40. Erst am Ende des ersten Lebensjahres ist das Verhältnis dann ausgeglichen (50:50). Bei Kuhmilch ist das Verhältnis von Molke zu Kasein 20:80. Daher sollen Babys unter einem Jahr keine Kuhmilchprodukte bekommen.

Am Ende der ersten Woche überwiegt dann die Übergangsmilch und die tägliche Milchmenge nimmt rapide zu. Verglichen mit der geringeren Kolostrummenge wird relativ viel Übergangsmilch gebildet, etwa 600–700 ml pro Tag.[67] Die Fett- und Kohlenhydratkonzentration dieser Milch steigt, der Eiweißgehalt nimmt ab.

Die reife Muttermilch ändert sich nach dem ersten Lebensmonat in ihrer Zusammensetzung nur noch geringfügig. Muttermilch enthält viele Nährstoffe, wie Kohlenhydrate, Proteine, Fette und Vitamine, Mineralsalze sowie Wasser. Auch weiße Blutkörperchen sind in der Muttermilch enthalten. Diese Zellen sind immunkompetent und in der Lage, Bakterien abzutöten. Die reife Muttermilch ist reich an Vitamin A und E. Vitamin A ist wichtig für Wachstum und Entwicklung, das Immunsystem, die Haut und das Sehvermögen. Das fettlösliche Vitamin E ist entscheidend für verschiedene Stoffwechselprozesse.

Muttermilch stillt Durst und Hunger Bei jedem Stillen fließt zunächst eine dünnflüssige Muttermilch mit hohem Laktosegehalt, um den Durst des Babys zu stillen. Diese Milch nennt man Vordermilch. Die sattmachende, fette, nährstoffreiche Hintermilch folgt im Anschluss. Daher ist es wichtig, dass das Baby lang genug an einer Brust trinkt, um auch die Hintermilch zu erhalten.

Der Milcheinschuss

Nach der Geburt wird die Plazenta ausgestoßen und der Hormonhaushalt ändert sich schlagartig. Hilfreich ist, wenn du dein Baby von Geburt an recht oft anlegst. Durch das Nuckeln an der Brust wird das Hormon Prolaktin freigesetzt. Es sorgt für die Milchbildung und wird während der Schwangerschaft durch die Hormone Progesteron und Östrogen gehemmt. Nach der Geburt sinkt der Hormonspiegel von Progesteron und Östrogen und gleichzeitig steigt der Prolaktinwert im Blut um das Zwanzigfache an. Auch das Hormon Oxytocin wird durch den Saugreiz des Neugeborenen an der Brustwarze freigesetzt. Es sorgt dafür, dass sich die Milchgänge kontrahieren und die Milch fließen kann.

Der Milcheinschuss geht mit einer massiven Veränderung der Brüste einher. Die Milchgänge schwellen an und die Brüste werden größer, schwerer und wärmer. Da die hormonellen Übergänge erheblich sind, kommt es zu einem Wechselspiel der Gefühle.

Vitamin D und Vitamin K

In unseren Breiten wird empfohlen, im ersten Lebensjahr Vitamin D zuzuführen. Vitamin D ist wichtig für den Knochenaufbau und wirkt einer Rachitis entgegen. Bei Vitamin-D-Mangel kann es zu Knochenerweichung und Knochenverformung kommen. In den ersten Lebenstagen erhalten alle Neugeborenen oral Vitamin K, um einem Mangel vorzubeugen. Eine ausreichende Menge Vitamin K ist für die Blutgerinnung wichtig.

Deine Brüste fühlen sich an, als hättest du über Nacht Implantate bekommen. Nun kann dein Baby die Brustwarzen nicht mehr so leicht fassen. Vorübergehend kann es zu Anlegeschwierigkeiten kommen, die dein Nervenkostüm und das deines Kindes auf die Probe stellen. Zusätzlich erschwert das Gewicht der Brüste das Anlegen und dein Baby braucht Unterstützung. Am besten du hebst deine Brust an, damit ihr Gewicht keinen Druck auf das kindliche Köpfchen ausübt.

Am Tag des Milcheinschusses brauchen du und dein Baby viel Ruhe. Jede Aufregung kann das innere Gleichgewicht stören. Dieser »Milcheinschusstag« wird auch als »Babybluestag« oder »Heultag« bezeichnet. Deine Gefühle fahren Achterbahn und am Ende des Tages fließen oft die Tränen. Ich kann aber sagen:

Baden mit Muttermilch

Babys sollten möglichst mit klarem Wasser und sparsam verwendeten Badezusätzen gebadet werden. Muttermilch in Verbindung mit einem reizarmen Öl wie Calendula eignet sich besonders für das erste Bad deines Babys. Muttermilch ist antibakteriell. Ist der Po rot, kann dieses Bad Linderung bringen. Bäder sind nur zwei bis drei Mal pro Woche empfohlen.

» *Wenn die Tränen fließen, dann fließt meist auch die Milch.* «

Im Verlauf der Stillzeit reduziert sich das Brustvolumen und man nimmt an, dass sich das Fettgewebe leicht vermindert. Nach sechs Monaten Stillzeit werden die Brüste wieder kleiner.[68] Auch konnten Forscher eine Beziehung zwischen der 24-Stunden-Milchproduktion und der Speicherkapazität der Brüste nachweisen. Beide scheinen von der Nachfrage des Kindes abhängig zu sein. Die Milchproduktion passt sich dem Bedarf des Kindes an.

Keine zusätzliche Flüssigkeit

Bis zur Beikost ist es nicht zu empfehlen, zusätzlich Flüssigkeit in Form von Wasser oder Tee zu geben, da der kindliche Magen durch die Milchnahrung ausreichend mit Flüssigkeit versorgt wird. Im Gegenteil, die Zufuhr von Tee und Wasser würde die Aufnahme der wertvollen Milchbestandteile vermindern, da der kindliche Magen nur eine gewisse Menge an Flüssigkeit aufnehmen kann.

Das Wochenbett

Das Wochenbett beginnt mit der Ausstoßung der Plazenta und umfasst einen Zeitraum von acht Wochen. In dieser Zeit bildet sich deine Gebärmutter zurück, bis sie ihr ursprüngliches Gewicht und ihre Position im kleinen Becken wie-

Melissa

Ich hatte gar nicht vor zu stillen

» *Bei meinen Freundinnen sah ich, wie schwierig das Stillen sein kann. Daher beschloss ich: »Das tue ich mir nicht an!« Mein Freund sagte nach der Geburt: »Leg unsere Tochter doch an, damit sie wenigstens das Kolostrum bekommt.« Das Saugen an der Brustwarze war für mich nicht so unangenehm, wie ich befürchtet hatte. Ich fühlte mich beim Anlegen mit meiner Tochter sehr verbunden. Sie saugte und schlief dann ein. Jedes Mal, wenn sie unruhig war, legte ich sie an. Am zweiten Tag kam die Milch und ich stillte unsere Tochter ein Jahr lang, obwohl ich das gar nicht geplant hatte.* «

der erreicht hat. Unmittelbar nach der Geburt ist deine Gebärmutter etwa 1 kg schwer, am Ende der ersten Woche hat sich ihr Gewicht halbiert und erst nach acht Wochen ist sie so schwer wie vor der Schwangerschaft (80–120 g).

Wenn sich die Plazenta nach der Geburt von der Gebärmutterschleimhaut löst, bleibt an der Haftstelle eine große, offene Wunde zurück. Es kommt zu der sogenannten Lösungsblutung. Sie ist ein Anzeichen dafür, dass die Plazenta sich von der Gebärmutterwand gelöst hat. Meist genügt ein kurzes Pressen und die Plazenta wird geboren.

Es ist wichtig, dass die Plazenta vollständig ausgestoßen wird, nur so kann der Rückbildungsprozess ohne Störungen ablaufen. Manchmal kommt es vor, dass trotz Kontrolle kleine Plazentareste in der Gebärmutter zurückbleiben. Diese führen oft nach einigen Wochen zu Blutungen. In den meisten Krankenhäusern wird vor der Entlassung noch ein Ultraschall gemacht, um dies auszuschließen.

Veränderung des Hormonhaushalts

Die Plazenta produzierte in der Schwangerschaft viele Hormone, die nach der Geburt nicht nachproduziert werden. Diese Plazentahormone waren unter anderem dafür verantwortlich, dass während der Schwangerschaft keine Muttermilch produziert wurde. Es dauert einige Tage, bis diese Plazentahormone deinen Blutkreislauf verlassen haben. Am dritten Tag nach der Geburt sinkt dieser Hormonspiegel rasch ab und der sogenannte Milcheinschuss (Seite 99) setzt ein.

Unmittelbar nach der Geburt wird durch das Saugen deines Kindes an der Brustwarze das Hormon Oxytocin frei. Dieses Hormon wird auch als »Liebeshormon« bezeichnet und stärkt die Bindung zu deinem Kind. Es ist verantwortlich dafür, dass sich während des Stillvorgangs die Milchgänge deiner Brüste kontrahieren und dass Kolostrum gebildet wird. Gleichzeitig zieht sich auch die Muskulatur deiner Gebärmutter zusammen und ihre Rückbildung wird angeregt.

Blutungen

Im Wochenbett kommt es zu einer Blutung, die anfänglich einer stärkeren Regelblutung gleicht und später weniger wird. Zuerst ist der Wochenfluss (Lochien) blutig, dann bräunlich-gelblich und schließlich weiß. Innerhalb von vier Wochen nach der Geburt kann es immer noch zu blutigen Beimengungen kommen. Sechs Wochen nach der Geburt baut sich die Gebärmutterschleimhaut wieder auf.

Acht Wochen nach der Geburt kann es zur ersten Regelblutung kommen. Meist ist diese Blutung stark, da sie oft nicht mit einem Eisprung in Zusammenhang steht. Voll stillende Mütter können einige Monate keine Regelblutung haben, dennoch sind sie durch das Stillen nicht vor einer erneuten Schwangerschaft geschützt. Es ist zu empfehlen, sich vor dem ersten Geschlechtsverkehr Gedanken über die Empfängnisverhütung zu machen. Am besten lässt du dich von deinem Arzt beraten.

Bitte nicht!

Schweres Heben ist im Wochenbett verboten, da dies eine Gebärmuttersenkung begünstigen kann. Vollbäder und Schwimmen sind wegen der Infektionsgefahr nicht zu empfehlen. Mit dem Geschlechtsverkehr solltest du bis zum Ende des Wochenbetts warten, um einer Infektion vorzubeugen.

Erste Übungen

Beckenbodenwahrnehmungsübungen im Liegen sind schon unmittelbar nach der Geburt empfehlenswert. Du kannst sanft deine Beckenbodenschichten aktivieren (Seite 79) und anfangen, deine Taille zu formen (Seite 80). In den ersten Wochen bitte nur im Liegen üben. Dann kannst du die Übungen im Sitzen und später auch im Stehen ausführen.

Intensive Bauchmuskelübungen sind in den ersten vier Wochen nach der Geburt nicht zu empfehlen, da die noch nicht zurückgebildete Gebärmutter durch diese Übungen einen zu großen Druck auf den Beckenboden ausüben würde. Nach einem Kaiserschnitt sind intensive Bauchmuskelübungen erst sechs bis acht Wochen nach der Geburt möglich.

Keinen Stress!

Lass es dir und deinem Baby im Wochenbett gut gehen. Stress und Aufregung können sich negativ auf Rückbildung und Milchbildung auswirken. In einigen Ländern werden die Frauen in dieser Phase besonders gut von ihren Familien betreut. Sie dürfen sich schonen, werden mit Essen versorgt und das Baby wird ihnen zum Stillen gereicht. In unseren Breiten ist die Situation ein wenig anders. Schaffe dir trotzdem ein Umfeld, in dem du dich wohlfühlst und dich ganz deinem Baby widmen kannst.

Das erste Kind ist für jedes Paar eine Herausforderung. Sein Leben stellt sich nach der Geburt komplett um. Aus der Zweisamkeit wird eine Dreisamkeit. Beide Eltern wollen alles richtig machen und kommen dabei manchmal an ihre Grenzen. So unterschiedlich wie wir Menschen sind, so verschieden sind auch die kleinen Erdenbürger. Manche Babys sind von Anfang an pflegeleicht und genügsam, andere brauchen mehr Zuwendung.

Durch die gewaltige Hormonumstellung ist die Zeit nach der Geburt eine besonders sensible Phase im Leben einer Frau. Gerade beim ersten Kind kommt noch die Angst hinzu, etwas falsch zu machen. In dieser Phase ist es wichtig, deinen Instinkten zu vertrauen. Jede Mutter weiß intuitiv, was ihr Kind braucht. Neugeborene brauchen hauptsächlich Nähe und die Geborgenheit ihrer Eltern.

Stillen kann man nicht erzwingen

Es kommt vor, dass Mütter unbewusst auf sich selbst einen großen Druck ausüben. Sie sind der Meinung, mit ihrem Willen alles kontrollieren zu können, sogar den Milcheinschuss. Sie handeln ak-

Anna

Ich litt unter Selbstzweifeln

» *Die ersten drei bis vier Tage waren für mich emotional herausfordernd und mich plagten Zweifel, ob ich wohl alles richtig machte. Diese Selbstzweifel konnte ich nach Gesprächen mit meiner Hebamme und meiner Mutter schnell ablegen. Körperlich fühlte ich mich von Anfang an wohl, da ich eine unkomplizierte Geburt hatte. Ab dem 5. Tag ging es auch emotional bergauf. Ich habe sogar vergessen, dass ich im Wochenbett bin, und eine 5-Liter-Gießkanne gehoben. Meinen Beckenboden hat das gar nicht gefreut. Meine Hebamme machte mit mir dann Beckenbodenübungen und legte mir nahe, mich im Wochenbett nicht zu übernehmen.* «

ribisch nach Vorgaben aus Stillbüchern, durchforsten das Internet und lassen keine Flexibilität zu. Funktioniert nicht gleich alles nach Plan, sind sie verzweifelt, verunsichert und am Boden zerstört. Dadurch entsteht oft eine innere Blockade. Dieser selbst auferlegte Zwang führt zu einer verzögerten Milchbildung mit all ihren Problemen. Das Stillen wird dann als sehr belastend empfunden.

Sigmund Freud beschreibt in seinen Tagebüchern von 1892–1893 einen Fall hypnotischer Heilung, die einer Wöchnerin das Stillen ermöglichte.[69] Es handelte sich um eine Frau, Mitte zwanzig, die er bei der ersten Visite mit »hochgeröteten Wangen zu Bette liegend fand«, »wütend über ihre Unfähigkeit das Kind zu nähren«. Durch Hypnose versetzte er die junge Frau in einen tiefen Schlaf. Er bediente sich der Suggestion, um all ihren Empfindungen, auf die sich ihre Befürchtungen stützten, zu widersprechen. »Haben Sie keine Angst, Sie werden eine ausgezeichnete Amme sein, bei der das Kind prächtig gedeihen wird.« Am nächsten Tag machte ihr das Anlegen des Kindes nicht die geringsten Schwierigkeiten, die Frau nährte das Kind acht Monate lang und Freud hatte häufig Gelegenheit, sich vom Wohlbefinden von Mutter und Kind zu überzeugen. Da die Familie die Methode der Hypnose nicht anerkannte, erfuhr Freud keinen Dank. Beim dritten Kind ein Jahr später traten dieselben Schwierigkeiten auf. Wieder konnte Freud die Frau mit Hypnose zum problemlosen Stillen bringen. Diesmal bedankte sich die Frau und sagte ihm: »Ich habe mich geschämt, dass so etwas wie die Hypnose nützen soll, da, wo ich mit all meiner Willenskraft machtlos war.«

Dieser Satz wurde vor 128 Jahren gesprochen und ist aktueller denn je. Wir leben in einer Zeit, in der mit Willenskraft und Leistung alles möglich erscheint. Die heutige Mutter ist oft sehr gut informiert und plant alles minutiös. Jedes eventuell auftretende Problem wird im Vorfeld ausdiskutiert und nichts dem Zufall überlassen. Doch der Geburtsvorgang, aber auch das Stillen sind Prozesse, die nicht mit dem Willen steuerbar sind, und Geduld, Ausdauer und Flexibilität verlangen. Oft gibt es beim Stillen Anfangsschwierigkeiten. Wenn man diese gut meistert, führt dies meist zu einem unkomplizierten Stillverlauf.

Vor allem Frauen, die in ihrem Berufsleben gewohnt sind, mit Willenskraft viel zu erreichen, kommen in dieser Lebensphase oft an ihre Grenzen. Kinder zwingen ihre Mütter zur Flexibilität. Das beginnt schon bei der Geburt, geht weiter beim Stillen und dauert bis über die Pubertät hinaus.

Hebamme Johanna

Planung ist nicht der halbe Erfolg!

»*Beim ersten Treffen erzählte mir Emily, Leiterin einer Werbeagentur, wie wichtig ihr das Stillen sei. Ihre Mutter hätte sie nur sehr kurz gestillt, weil sie zu wenig Milch hatte. Ihr werde dies nicht passieren, sie habe schon einige Stillbücher gelesen und wisse ganz genau, mit Disziplin und Konsequenz würde es sicher klappen.*

Die Geburt verlief komplikationslos und rasch. Gleich nach der Geburt wurde ihr der Junge auf den Bauch gelegt und sie hatte viel Zeit, mit ihm zu kuscheln. Das erste Anlegen verlief nicht gleich so erfolgreich, wie sie es erwartet hatte. Der Junge hatte unmittelbar nach der Geburt noch keine Lust, an der Brustwarze zu saugen, was er am nächsten Tag dann stündlich tat. Durch häufiges Anlegen waren die Brustwarzen etwas gerötet und Emily empfand das Anlegen als schmerzhaft. Leider ließ die Übergangsmilch auf sich warten. Als sie am 5. Tag noch keine Milch hatte, sagte sie mir, sie wolle aufhören zu stillen.

Der kleine Junge war hungrig und hatte stark abgenommen. Der Kinderarzt empfahl zuzufüttern. Ich bat Emily, trotzdem nicht aufzugeben und immer wieder ohne Zwang anzulegen. Sie war mit dem Zufüttern einverstanden. Nachdem der Kleine zugefüttert wurde und friedlich für einige Stunden schlief, konnte sie sich erholen. Überraschenderweise war am Abend ihre Milch da und keine weitere Zufütterung mehr notwendig.

Emily erzählt von ihren Gefühlen

»*Stillen war mir sehr wichtig. Dass das so schwierig ist, hätte ich nicht gedacht. Ich kannte mich selbst nicht mehr. War wütend auf mich, meinen Mann, auf das Baby und auf alle, die mir helfen wollten. Meine Brustwarzen schmerzten. Jedes Mal, wenn ich mein Kind anlegte, biss ich die Zähne zusammen und war wütend. Erst als ich mir und meinem Kind den Druck nahm, ging es mit dem Stillen aufwärts. Ich stillte dann acht Monate lang voll.* «

Empowerment

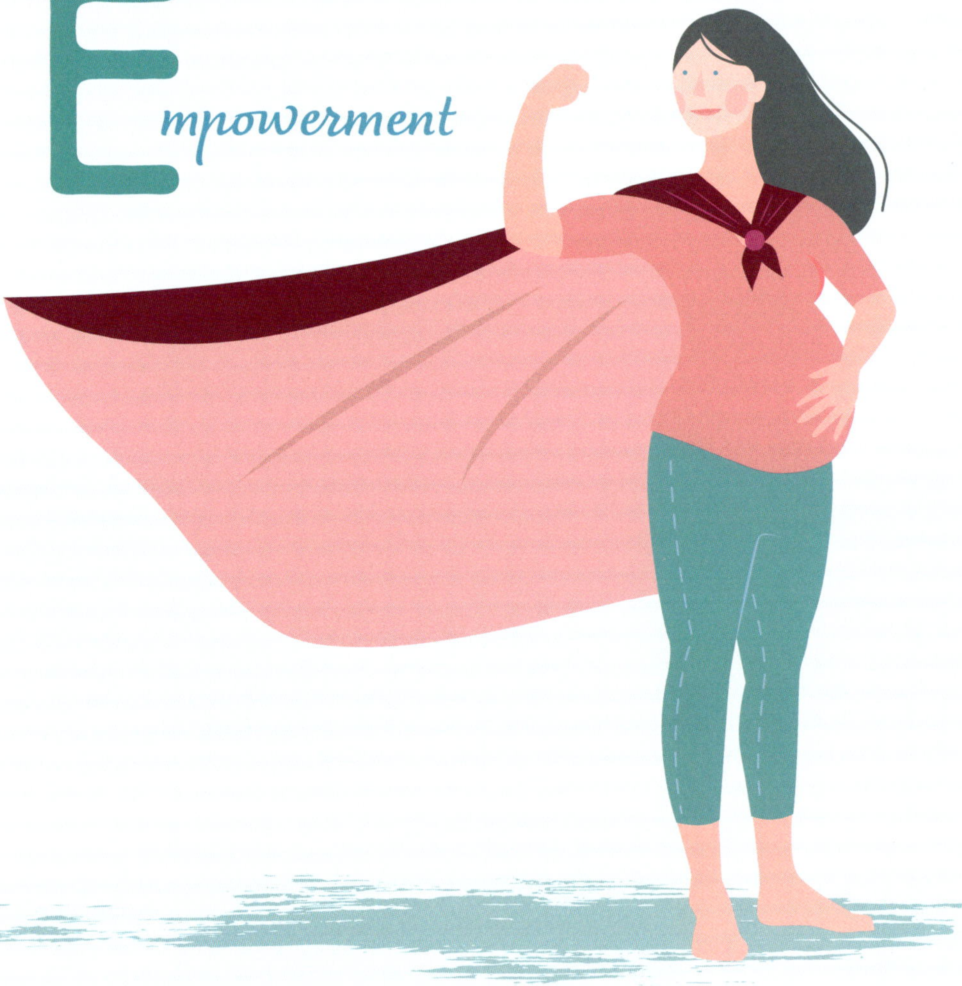

Selbstbestimmte Geburt

Viele Frauen sind durch die Flut an Informationen verunsichert und erkennen erst in fundierten Beratungsgesprächen zum Geburtsmodus, was sie wirklich wollen.

Wir haben dieses Kapitel »Empowerment« genannt, da Selbstbestimmtheit auch in der Geburtshilfe ein Schlüsselwort ist. Das Wort »Empowerment« bedeutet, Interessen eigenmächtig und selbstbestimmt zu vertreten und das Gefühl, macht- und einflusslos zu sein, zu überwinden.

Manchmal genügt ein Satz im Umfeld der werdenden Mutter, der ihr Angst macht und sie daran hindert, selbstbestimmt in die Geburt zu gehen. Oft hören Frauen schon in frühen Jahren beim ersten Besuch beim Arzt, dass ihr Becken für eine natürliche Geburt zu schmal sei. Sind sie dann schwanger, erinnern sie sich an das Gesagte und Zweifel entstehen, ob ihr Becken für eine normale Geburt geeignet ist. Dass sich das Becken im Laufe des Lebens abhängig von den Hormonen verändert, ist den Wenigsten bekannt.[70]

Wir möchten dir mit diesem Kapitel helfen, Ängste zu reduzieren. Deshalb erklären wir dir die spannenden physiologischen Vorgänge, die zur Geburt führen. Du wirst das großartige Zusammenspiel der Hormonsysteme von Mutter, Kind und Plazenta kennenlernen. Du wirst den Geburtsverlauf verstehen und staunen, welche Dynamiken bei der natürlichen Geburt frei werden können. Außerdem gehen wir auf die Besonderheiten des weiblichen Beckens ein. Am Ende des Kapitels zeigen wir dir Positionen, die dein Becken in den einzelnen Phasen der Geburt erweitern können.

Es gibt Gelassenheit, die Vorgänge, die den Körper auf die Geburt vorbereiten, zu kennen. Dieses Wissen wird dir helfen, geduldig zu bleiben und den natürlichen Abläufen Zeit zu geben. Vertrauen in diese physiologischen, natürlichen Vorgänge ist die Basis einer natürlich ablaufenden, selbstbestimmten Geburt.

Der Geburtsbeginn

Das Rätsel, warum und wie eine Geburt beginnt, ist noch nicht ganz gelöst. Viele Bausteine sind teilweise erforscht. Einige geburtsauslösende Faktoren, die zur Frühgeburt führen, wurden untersucht und geben Hinweise, welche biochemischen Prozesse ablaufen müssen, damit eine Geburt beginnen kann.

Diese Prozesse beginnen schon im letzten Drittel der Schwangerschaft. Die Muskelzellen der Gebärmutter bilden ein Netzwerk und schalten sich gleich, sodass aus den unkoordinierten Schwangerschaftswehen koordinierte muttermundseröffnende Wehen werden. Dass der Gebärmutterhals seine Haltefunktion aufgibt und den Weg für das Kind freimacht, setzt viele biochemische Vorgänge voraus. Auch die Funktion der Eihäute und ihre Rolle in diesem geburtsauslösenden Spiel ist viel umfassender als bisher gedacht.

Es gibt verschiedene Theorien über den Mechanismus des Geburtsbeginns. Dennoch ist der eigentliche Geburtsauslöser trotz zahlreicher Puzzleteile noch nicht identifiziert. Einige Forscher gehen davon aus, dass der reife Fetus eine dominante Rolle bei der zentralen Regulation des Geburtsbeginns hat.

In der Schwangerschaft herrscht ein Gleichgewicht zwischen den Kräften, die die Gebärmutter ruhig halten, und den Kräften, die Geburtswehen auslösen. Das Hormon Progesteron hat in der Schwangerschaft neben anderen Hormonen die Aufgabe, die Gebärmutter ruhigzustellen. In den letzten Wochen der Schwangerschaft kommt es zu einer vermehrten Produktion von geburtsauslösenden Hormonen. Das schwangerschaftserhaltende Hormon Progesteron wird dabei langsam in den Hintergrund gedrängt und das Hormon Östrogen erhält eine Vorreiterrolle.

Diese hormonellen Veränderungen finden vor allem lokal statt, in der Gebärmuttermuskulatur, im Gebärmutterhals und in den Eihäuten. Auch das »hormonelle Tennismatch« zwischen Fetus und Plazenta ist für die Geburtsauslösung entscheidend.

Fetus, Mutter und Plazenta – ein Team

Am Ende der Schwangerschaft kommt es durch das Zusammenspiel der Hormone, die den Körper auf die Geburt vorbereiten, zu einer vermehrten Bildung von Östrogen.

Maßgeblich an der Geburtsauslösung beteiligt ist das Stresshormon CRH (Corticotropin-Releasing-Hormon). Es wird normalerweise bei Stress von der Hirnanhangdrüse ausgeschüttet. Ab der 35. SSW wird es aber auch in relativ großen Mengen in der Plazenta gebildet. Das Spannende ist, dass das Hormon CRH von der Plazenta sowohl in den mütterlichen als auch in den kindlichen Kreislauf ausgeschüttet wird.

Zur gegebenen Zeit schüttet die Nebenniere des reifen Fetus im Zusammenspiel mit der Plazenta das Hormon Cortisol aus, sodass in der Folge die Plazenta wiederum vermehrt CRH produziert. Diese positive Signalverstärkung zwischen Fetus und Plazenta schaukelt sich auf.

In dieser positiven Feedbackschleife sendet der Fetus daraufhin ein weiteres Hormon, das DHEAS (Dehydroepiandrosteronsulfat) aus der Nebenniere aus, welches die Östrogenbildung der Plazenta noch mehr verstärkt.

Diese Östrogen-Dominanz führt zu einem lokalen Anstieg der Prostaglandinkonzentrationen in der Gebärmuttermuskulatur, im Gebärmutterhals und in den Eihäuten. Das ist der Beginn der Reifungsprozesse, die letztendlich zur Geburt führen. Die Gebärmutter wandelt sich von einem haltenden zu einem hergebenden Organ.

Was passiert in der Gebärmuttermuskulatur?

Am Ende der Schwangerschaft verändert sich die Gebärmuttermuskulatur, damit sie kraftvolle koordinierte Wehen erzeugen kann. Diese Veränderung der Muskelzellen der Gebärmutter wird durch das Hormon Östrogen ausgelöst.

Damit Geburtswehen entstehen können, müssen sich die glatten Muskelzellen zu einem elektrisch gekoppelten Netzwerk verbinden. Bildlich gesprochen kann man sich das so vorstellen: Die glatten Muskelzellen der Gebärmutter agieren vor der Geburt als Einzelkämpfer oder in kleinen Gruppen. Um bei der Geburt dann gemeinsam arbeiten zu können, verbinden sie sich miteinander zu einem Netzwerk, sodass sie als Team kraftvolle Geburtswehen erzeugen. Diese

Prostaglandin – unverzichtbar für den Geburtsbeginn

Prostaglandin ist ein Gewebshormon, das in den Eihäuten, der Gebärmutterschleimhaut, der Gebärmuttermuskulatur und im Gebärmutterhals gebildet wird. Prostaglandine fördern den Blasensprung, spielen eine Rolle bei der lokalen Schmerzvermittlung, sorgen für schnelle Signalverstärkung und das Fortschreiten der Wehen.

Zell-Zell-Verbindungen bilden Proteinkanäle aus, die sogenannten Gap Junctions, und überbrücken damit den Spalt zweier benachbarter Zellen. ❶

Die Vernetzung der Gebärmuttermuskelzellen miteinander über diese »Tunnelproteine« beginnt vereinzelt schon im letzten Drittel der Schwangerschaft und erhöht sich in der Spätschwangerschaft um über 1 000 Tunnelproteine pro Muskelzelle der Gebärmuttermuskelwand.

Gleichzeitig mit der Ausbildung des Tunnelsystems bilden die Muskelzellen unter dem Einfluss von Östrogen vermehrt Rezeptoren aus, an die das Hormon Oxytocin andocken kann. Je mehr Oxytocin-Rezeptoren ausgebildet werden, umso sensibler reagiert die Muskelzelle auf das Hormon Oxytocin. In der Spätschwangerschaft steigt die Konzentration der Oxytocin-Rezeptoren im Gebärmuttermuskelgewebe und in der Gebärmutterschleimhaut um das 100–200-Fache an.

Durch die zahlreichen Tunnelverbindungen sowie die vermehrten Oxytocin-Rezeptoren ist es der Gebärmutter nun möglich, kraftvolle Wehen auszuführen. Durch dieses Zusammenspiel der einzelnen Muskelzellen während einer Wehe wird diese koordiniert und in der Gebärmutter baut sich ein hoher Druck auf. Dieser Druck beginnt am oberen Teil der Gebärmutter. Beim Zusammenziehen der

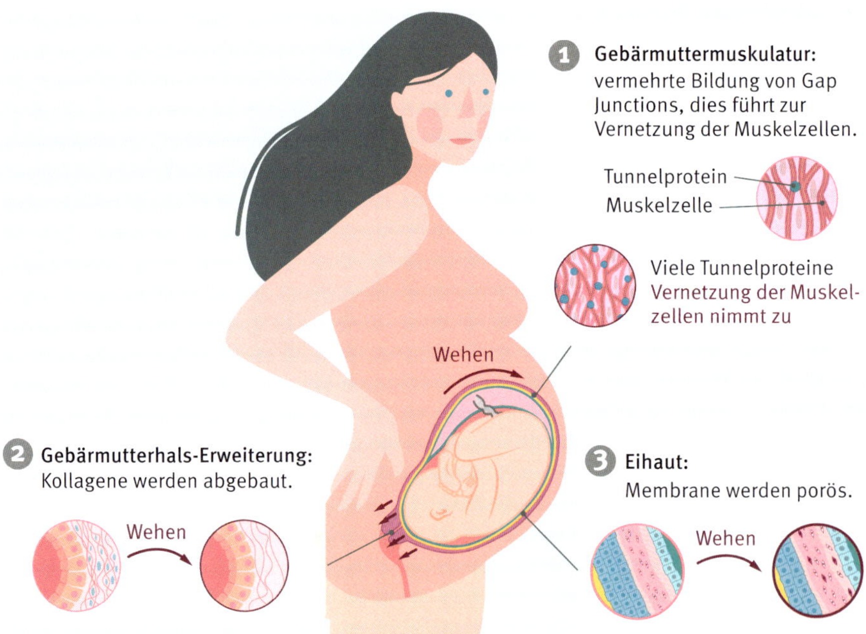

Muskulatur wird das Kind in den unteren Teil der Gebärmutter gedrückt. In der Folge führt das zur Verkürzung des Gebärmutterhalses.

Was passiert im Gebärmutterhals?

Auch der Gebärmutterhals (Cervix) verändert unter dem Einfluss von Östrogen seine Struktur (siehe Abb. Seite 110). Östrogen regt die lokale Prostaglandinbildung in den letzten Tagen vor der Geburt an. Der Gebärmutterhals gibt unter dem Einfluss der lokal vermehrten Prostaglandinkonzentration allmählich seine Haltefunktion auf, wird dehnbar und macht den Weg für das Kind nach draußen frei.

Der Gebärmutterhals besteht im Gegensatz zum Gebärmutterkörper zu einem überwiegenden Teil aus Kollagenen. Kollagene sind Strukturproteine, die die Zugfestigkeit von Geweben gewährleisten. Diese kollagene Struktur wird durch massive Flüssigkeitseinlagerungen enzymatisch aufgelöst und ihre Haltefunktion wird beeinträchtigt wie bei einem ausgefransten Seil. ❷ Frei werdende Hyaluronsäure verstärkt diese Wassereinlagerung zusätzlich.

Durch den Druck des Kopfes auf den unteren Teil der Gebärmutter kommt es zur Dehnung des Gewebes. Der Gebärmutterhals verkürzt sich und wird »weicher«. Das empfindliche Gewebe des Gebärmutterhalses reagiert mit lokalen Immunreaktionen, ähnlich einer Entzündung. Dadurch wird die Prostaglandinbildung noch mehr angeregt und die Reifung des Gewebes nimmt ihren Lauf.

Östrogen

Während der Schwangerschaft wird Östrogen von der Plazenta gebildet. Am Ende der Schwangerschaft ist es maßgeblich für die Bildung von Prostaglandin und Oxytocin-Rezeptoren verantwortlich.

Was passiert in den Eihäuten?

Auch in den Eihäuten kommt es unter der Einwirkung von Östrogen zu einer vermehrten Prostaglandinbildung. Dies führt zu einem entzündlichen Prozess. Die Eihäute der Fruchtblase ändern ihre Struktur, werden porös und die Fruchtblase springt. ❸ Bei einer spontanen Geburt ist dies ein natürlicher Vorgang. Mit einem vorzeitigen Blasensprung am errechneten Geburtstermin fangen acht bis zehn Prozent aller Geburten an.[71]

Die Geburtsdynamik

Es gibt zwei Systeme, die während der Geburt miteinander agieren, jedoch hat jedes seine entscheidende Rolle in den einzelnen Geburtsphasen. Diese Systeme sind das Prostaglandin- und das Oxytocin-System.

Prostaglandine

Prostaglandine beginnen schon im letzten Drittel der Schwangerschaft, den Gebärmutterhals weich zu machen und auf die Geburt vorzubereiten. In der ersten Phase der Geburt übernehmen die Prostaglandine die Führung. Ihnen kommt vor allem in der Latenz- und Eröffnungsphase eine besondere Bedeutung zu, denn sie sorgen zusammen mit dem Hormon Relaxin für einen weichen Muttermund. Außerdem sind sie für eine regelmäßige Wehentätigkeit verantwortlich.

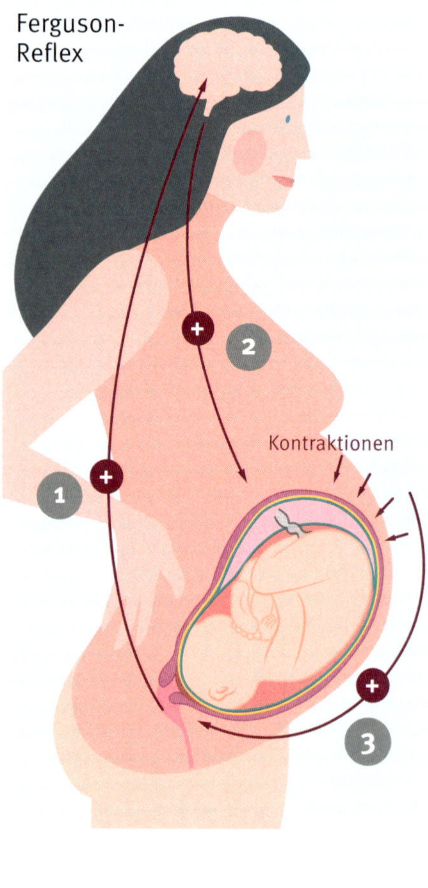

Eröffnungswehen

Eröffnungswehen haben die Aufgabe, den bis dahin verschlossenen Muttermund zu öffnen, um so den Durchtritt des Kindes zu ermöglichen. Die Muskeln des Gebärmutterkörpers schieben das Kind Richtung Muttermund. Die muttermundnahen Muskeln erschlaffen, verlieren ihre Spannung, der Muttermund weicht dem Druck von oben und öffnet sich. Sobald der Muttermund sehr dünn wird, sich weiter eröffnet und sich der Druck des Kopfes auf den Muttermund erhöht, übernimmt das Oxytocin-System die Führung. Das Pressen und das Ausstoßen der Plazenta werden ausschließlich vom Oxytocin-System gesteuert.

Oxytocin

Oxytocin ist das zentrale Hormon im sogenannten Ferguson-Reflex (siehe Abb.).[72] Dieser Reflex ist ein sich selbst verstärkendes System, eine positive Feedbackschleife. Auf der Höhe des inneren Muttermunds befinden sich im Gebärmutterhals freie Nervenenden, die auf Druck sensibel reagieren. Werden sie durch den nach unten schiebenden kindlichen Kopf gereizt, senden sie einen Nervenimpuls zum Gehirn. ❶ Daraufhin setzt das Zwischenhirn in der Hypophyse pulsartig Oxytocin frei, das über den mütterlichen Blutkreislauf zu den glatten Muskelzellen der Gebärmutter gelangt und dort an die Oxytocinrezeptoren andockt. ❷ Als Konsequenz kontrahiert sich die Gebärmutter stark, sodass das Kind weiter in den Geburtskanal durch das Becken geschoben wird. ❸ Der kindliche Kopf drückt dabei wiederum auf die Sensoren im Gebärmutterhals, sodass sich dieser Kreislauf verstärkt aufschaukelt und erst durch die Geburt des Kindes beendet wird.

Auch das ungeborene Kind scheint an der Oxytocin-Ausschüttung beteiligt zu sein.[73] Bei der Spontangeburt produziert auch die fetale Hypophyse Oxytocin und das ihm ähnliche Hormon Vasopressin. Dieses Vasopressin reguliert möglicherweise die Prostaglandinproduktion, sodass die Systeme interagieren. Dadurch ist auch der Fetus an der Aufrechterhaltung der Wehentätigkeit mitbeteiligt.

Presswehen

Mit dem Druck des Kopfes auf den Nervus pudendus setzt der sogenannte Pressdrang ein. Er ist ein nicht steuerbarer Entleerungsreflex. Die Bauchmuskulatur wird aktiviert, die Bauchpresse ausgelöst und in der Folge dann das Kind geboren.

Der natürliche Geburtsbeginn

Im Folgenden wollen wir dir erklären, warum es so wichtig ist, dem natürlichen Ablauf des Geburtsbeginns eine Chance zu geben.

Wie wir oben bereits dargestellt haben, wirken Prostaglandine muttermundreifend und sind notwendig, um eine regelmäßige Wehentätigkeit zu erhalten. Das Hormon Prostaglandin ist in der Vorgeburtsphase und der Eröffnungsphase dominant. Oxytocin wirkt vor allem im aktiven Gebärmutterkorpus. Es ist das führende Hormon in der aktiven Austritts- und in der Plazentaphase und ist somit maßgeblich beteiligt am Austritt und an der Geburt des Kindes. Wenn das Prostaglandin-System zur rechten Zeit das Zepter an das Oxytocin-System übergibt, nimmt die Geburt einen dynamischen, in sich abgeschlossenen Verlauf.

Was bewirken Prostaglandine?

Die letzten Wochen vor der Geburt sind für die meisten Frauen recht beschwerlich und es fällt ihnen oft schwer, geduldig zu bleiben. Der Bauch wird häufig hart, beim Hinsetzen und beim Aufstehen kann es zu stechenden, ziehenden Schmerzen im Unterbauch kommen. Prostaglandine, die die Gebärmutter auf die Geburt vorbereiten, verursachen zahlreiche Übungswehen. Durch diese Wehen positioniert sich das kindliche Köpfchen im Beckeneingang.

Die Beweglichkeit im Becken wird damit ein wenig eingeschränkt. Bücken und Treppensteigen fällt immer schwerer. All diese Beschwerden sind normal und erwünscht, denn sie zeigen, dass der Körper unter dem Prostaglandineinfluss schon Richtung Geburt geht.

Die Wirkung der Prostaglandine, die aus einem dicksaumigen, fest verschlossenen Gebärmutterhals einen weichen, dünnsaumigen Muttermund machen, kann nur mittels einer Untersuchung festgestellt werden. Dennoch gibt es einige Hinweise, die dir zeigen, dass der Prozess gut fortgeschritten ist. Einer der wichtigsten ist ein blutiger, schleimiger Abgang des den Muttermund verschließenden Schleimpfropfs. Als Folge der Verkürzung des Gebärmutterhalses wird dieser Schleim in die Scheide abgegeben. Das wird als »Zeichnen« bezeichnet und ist ein gutes Zeichen.

Blasensprung

Ein weiteres Zeichen der Prostaglandinwirkung ist der Blasensprung (weitere Informationen dazu findest du im Exkurs »Geburtsbeginn und Blasensprung«, Seite 86). Unter der Einwirkung dieses Hormons wird die Eihaut dünn und porös. Wenn sich während der Wehe Druck aufbaut, platzt die Fruchtblase an der dünnsten Stelle. Im Fruchtwasser befinden sich zahlreiche Prostaglandine, die dann diesen Prozess der Wehenbildung noch verstärken.

Suche bei einem Blasensprung immer sofort die Klinik auf. Meist verstärken sich die Wehen durch den Blasensprung. Wenn die Wehen jedoch auf sich warten lassen, heißt es, geduldig zu sein, damit der Körper genügend Prostaglandinrezeptoren am Muttermund und in der Gebärmutter bilden kann. Diese Rezeptoren sind wichtig, damit die Prostaglandine im Gewebe gut wirken können.

Vor einigen Jahren war es üblich, bei fehlender Wehentätigkeit nach einem Blasensprung recht schnell mit einer Einleitung zu beginnen. Heutzutage wird dem Körper genügend Zeit gegeben, eigene Wehen zu produzieren. Liegt der Blasensprung einige Stunden vor Wehenbeginn, ist es Standard, ein Antibiotikum mittels Infusion zu geben, um eine Infektion des Kindes zu vermeiden.

Was bewirkt Oxytocin?

Sobald eine regelmäßige Wehentätigkeit beginnt, eröffnet sich der Muttermund und wird dünnsaumig. Das ermöglicht dem Köpfchen, tiefer ins Becken zu treten und den Muttermund weiter aufzudehnen. Jetzt beginnt das Oxytocin-System langsam die Führung zu übernehmen. Die Abstände zwischen den Wehen verkürzen sich. Durch den Zug nach unten in Richtung Beckenboden verstärkt sich die Wehenintensität. Diese Phase nennt man aktive Austrittsphase, sie endet mit dem Pressdrang. Bei Frauen, die schon Kinder geboren haben, ist diese Phase wesentlich kürzer als bei Erstgebärenden.

Geburtseinleitung

Oxytocin und Prostaglandin gehören zu den Wirkstoffen, die als synthetische Medikamente für eine Geburtseinleitung verwendet werden. Synthetisches Oxytocin wird als Syntocinon bezeichnet.

Heutzutage wird mit der Einleitung eine Woche bis zehn Tage nach dem errechneten Geburtstermin gewartet. Ist der Gebärmutterhals noch nicht geöffnet und geburtsreif, wird vaginal ein Zäpfchen oder Gel mit Prostaglandin verabreicht. Prostaglandine lassen den Gebärmutterhals reifen und Wehen entstehen. Ist der Gebärmutterhals sehr dünn und reif, wird mit einem sogenannten »Wehentropf« gearbeitet. Oxytocin wird über die Vene als Infusion gegeben. Oft genügen schon geringe Dosen, um das Oxytocin-System anzuregen.

Wehen und Ernährung

Die Wehenbildung kann positiv durch eine gesunde Ernährung beeinflusst werden. Die Wissenschaftlerin Abigail Fowden und ihre Kollegen haben herausgefunden, dass es einen Zusammenhang zwischen dem Insulinstoffwechsel und der Wirkung von Prostglandinen gibt.[74] Schon 1994 konnte Abigail Fowden in Studien mit Schafen feststellen, dass hohe Insulinspitzen die Prostaglandinwirkung hemmen können und dadurch die Wehentätigkeit verzögert wird. Der Konsum von Kohlenhydraten mit hohem glykämischem Index führt zu einem hohen Blutzuckerspiegel, der zum schnellen Anstieg von Insulin führt.

Auch der Leiter der Geburtshilfe der Uniklinik Frankfurt, Prof. Frank Louwen, empfiehlt Schwangeren in seinen Vorträgen, auf eine gesunde Ernährung zu achten. Frauen ab der 37. SSW sollten möglichst keine Süßigkeiten, keine Einfachzucker und keine Weißmehlprodukte mehr zu sich nehmen, denn diese Lebensmittel lassen den Insulinspiegel im Blut stark ansteigen. Empfohlen werden Nahrungsmittel mit einem niedrigen glykämischen Index, wie zum Beispiel Vollkornprodukte, die stark sättigend wirken und reich an Ballaststoffen und Vitaminen sind. Bei Heißhunger auf Süßes ist es besser, zu ungesüßten Haferkeksen und getrockneten Aprikosen zu greifen.

Ungesättigte Fettsäuren, wie sie in Nüssen, Olivenöl und Lachs enthalten sind, begünstigen die Prostaglandin-Produktion, denn um Prostglandine bilden zu können, benötigt der Körper mehrfach ungesättigte Fettsäuren.

Das weibliche Becken

Viele Frauen haben Sorge, ihr Becken sei zu eng für eine Geburt. Aber nur in den seltensten Fällen ist ein Schädel-Becken-Missverhältnis der wahre Grund für einen Kaiserschnitt. Meist sind es andere Faktoren wie die Stellung des Kindes, Verspannungen und Ängste der werdenden Mutter, die dann zu einem Kaiserschnitt führen. Viele Frauen, die beim ersten Kind wegen des sogenannten Schädel-Becken-Missverhältnisses einen Kaiserschnitt hatten, können beim zweiten Kind dann spontan gebären. Dennoch führt die Befürchtung, das Becken könnte für die Geburt zu schmal sein, oft zu einem geplanten Kaiserschnitt.

Perfekt zum Gehen und Gebären

Das weibliche Becken muss zwei Funktionen erfüllen: Einerseits muss es recht schmal sein, um dem aufrechten Gang gerecht zu werden, und anderseits braucht es einen relativ geräumigen Geburtskanal für den kindlichen Kopf. Weibliche Becken sind breiter und laut Evolutionstheorie ein schlechter Kompromiss, um beiden Funktionen gewachsen zu sein. Sherwood Washburn stellte 1960 diese Hypothese auf und nannte sie das »Geburtsdilemma«.[75] Viele Jahrzehnte glaubte man an diese Erklärung, ohne je ihre Grundannahmen zu hinterfragen.

Heute widerlegt Holly Dunsworth die alte These von Washburn. Laut ihrer These ist das weibliche Becken alles andere als eine Fehlkonstruktion. Einerseits ermöglicht es der Frau, genauso effizient zu laufen wie der Mann, andererseits gibt es genügend Raum für die Geburt. Sie warnte eindringlich vor Washburns alter Evolutionshypothese, dass das weibliche Becken zu schmal für den kindlichen Kopf sei. Evolutionär gesehen sei nicht das Becken für die Schwangerschaftsdauer verantwortlich, sondern der Stoffwechsel und das Wachstum des ungeborenen Kindes. Ihre Theorie besagt, dass ab einem gewissen Zeitpunkt die Energieversorgung des Kindes über die Mutter nicht mehr gewährleistet sei. Wehen setzten zum richtigen Zeitpunkt ein, genau dann, wenn der Zenit der Versorgungsmöglichkeit für das ungeborene Kind erreicht sei. Der Stoffwechsel der Mutter sei dann nicht mehr lange in der Lage, sich und das Kind ausreichend zu versorgen, und deshalb bereite sich der Körper auf die Geburt vor. [76]

Veränderung des Beckens im Laufe des Lebens

Nicht nur im Laufe der Evolutionsgeschichte veränderte sich das weibliche Becken, sondern erstaunlicherweise auch im Laufe eines Frauenlebens. Der Schweizer Forscher Huseynov und seine Kollegen lieferten 2016 Ergebnisse, dass sich die Becken von Mädchen und Jungen bis zur Pubertät kaum unterscheiden.[77] Erst mit der Pubertät weicht das weibliche Becken in der Entwicklung vom männlichen ab und dehnt sich weiter aus, sodass in den fruchtbarsten Jahren, zwischen 25 und 30, die geburtsmechanisch günstigsten Beckenmaße erreicht werden. Vor den Wechseljahren verringern sich dann die Dimensionen wieder und gleichen sich allmählich einem männlichen, schmaleren Becken an. Die Forscher gehen davon aus, dass dieser komplexe Entwicklungsverlauf wahrscheinlich mit den weiblichen Geschlechtshormonen verbunden ist, die zur Zeit der Pubertät ansteigen und mit der Menopause abfallen.

Der Gynäkologe Alfred Rockenschaub schreibt über das weibliche Becken: »Das knöcherne Becken ist ein Gerüst, das selbst für einen relativ großen kindlichen Kopf samt den ihn umgebenden Weichteilen Raum lässt. Der kindliche Kopf kommt abgesehen vom federnden Widerstand des Steißbeins bei der Geburt mit dem knöchernen Becken nie in eine direkte, auch nur enge Berührung. Die Bewegungen des Fetus bei der Geburt werden nicht vom knöchernen Becken reguliert, sondern von der am Beckengürtel elastisch verankerten Gebärmutter und dem Beckenboden«.[78]

Die Natur hat mit dem weiblichen Becken ein anatomisches Wunderwerk geschaffen, das sowohl der Fortbewegung als auch der Geburt gerecht wird. Du kannst dir den Aufbau des Beckens auf der Abbildung (Seite 23) nochmal genau anschauen.

Der Weg durchs Becken

Um den Geburtskanal im Becken passieren zu können, ist der kindliche Kopfumfang entscheidend. In der Geburt passt sich das kindliche Köpfchen dem Geburtskanal an: Einerseits verlängert und verschmälert sich die kindliche Kopfform, andererseits schieben sich die noch nicht verschlossenen Schädeldecken übereinander.

Dein Becken gibt dem kindlichen Kopf genug Spielraum. Das knöcherne Becken ist ein Gerüst, dass selbst für einen großen kindlichen Kopf samt den ihn umgebenden Weichteilen reichlichen Raum lässt.[79] Der Beckengürtel dehnt sich gemäß der Kopfform. Schon in der Schwangerschaft werden die Zwischenräume von Schambeinfuge (Symphyse) und Iliosakralgelenken durch die hormonellen Veränderungen elastisch. Während des Geburtsverlaufs verbreitern sich diese Zwischenräume und stellen dadurch dem kindlichen Köpfchen im Becken mehr Raum zur Verfügung.

Während der Wehe verkürzt sich die Muskulatur des Gebärmutterkörpers und das Kind wird Richtung Beckeneingang bewegt. Nach dem »Gesetz des kleinsten Zwangs« stellt sich der kindliche Kopf in jeder Ebene des Beckens so ein, wie

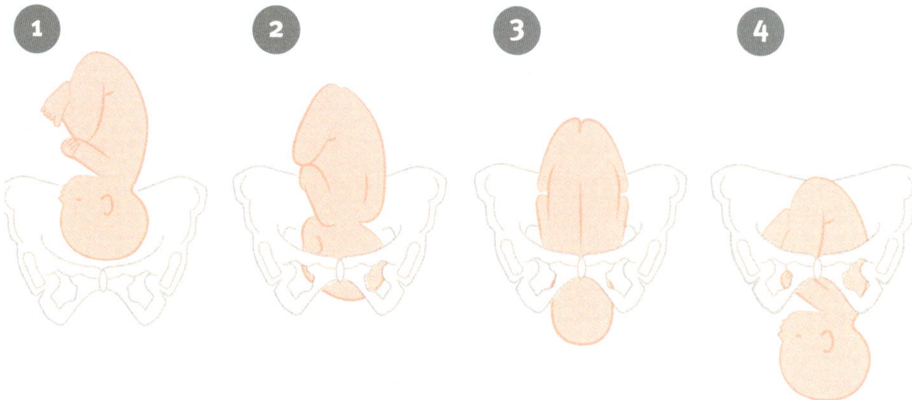

Kopf im Beckeneingang

Kopf in der Beckenmitte

Kopf im Beckenausgang

Schulter dreht sich in den Beckenausgang

Der Weg durchs Becken

er am besten hindurchpasst. Wie eine Schraube dreht sich das kindliche Köpfchen langsam durch den Geburtskanal.

Der Beckeneingang ist queroval. Daher muss das kindliche Köpfchen im Beckeneingang seitlich mit der Nase nach links oder rechts schauen. Der Abstand zwischen Beckeneingang und Beckenausgang beträgt etwa 8 cm, dazwischen liegt die wie ein Topf geformte Beckenhöhle, deren Boden wie ein Teppich vom muskulären Beckenboden ausgekleidet wird. ❶

Beim Durchtritt in die Beckenhöhle macht das Köpfchen drei Bewegungen: Es tritt tiefer, beugt sich und dreht sich. ❷ Diese drei Bewegungen werden nicht nacheinander ausgeführt, sondern das Tiefertreten geht gleichzeitig mit einer Beugung und Drehung einher, sodass sich der Kopf wie ein Korkenzieher in die Beckenhöhle hineindreht.

Der Beckenausgang ist längsoval. Damit das Köpfchen den Beckenausgang passieren kann, muss es sich so drehen, dass die Nase zum Steißbein der Mutter schaut, also nach hinten. ❸ Sobald das Köpfchen geboren ist, dreht sich der Kopf wieder zur Seite, damit die Schultern folgen können. ❹

Übungen, die bei der Geburt helfen

Wenn die Wehen einsetzen, wirst du spüren, welche Bewegungen dir und deinem Kind in den einzelnen Phasen der Geburt guttun. Du wirst intuitiv Positionen einnehmen, die deinem Kind den Eintritt in dein Becken erleichtern. Dieses Wissen steckt tief in uns. Vertraue deiner Intuition, bewege dich frei und probiere verschiedene Körperhaltungen aus.

Das Kind wird durch das Zusammenziehen der Gebärmuttermuskulatur, ähnlich einer Zahncreme aus der Tube, aus der Gebärmutter gedrückt. Die Bewegungen des Kindes ergeben sich durch die Form des Beckens und gehen nicht aktiv vom Kind aus. Beckeneingangserweiternde Positionen geben dem Kind mehr Raum, wenn es durch die Wehenkraft Richtung Beckeneingang geschoben wird. Der Verlauf des Beckenbodens zwingt das kindliche Köpfchen, sich von einer schrägen Haltung in eine gerade zu bewegen. Einfluss nehmen kannst du, indem du den Beckenboden lockerlässt und zusätzlich noch in der aktiven Austrittsphase beckenausgangserweiternde Positionen einnimmst.

Grundsätzlich wird der Beckeneingang durch streckende, aufrechte Positionen vergrößert. Dagegen wird der Beckenausgang durch hockende Positionen erweitert. Auf den folgenden Seiten zeigen wir dir verschiedene Übungen. Damit kannst du während der Geburt positiven Einfluss auf das Geburtsgeschehen nehmen.

Übungen für die Eröffnungsphase

In der ersten Phase der Geburt, der Eröffnungsphase, wird der Kopf deines Kindes in Richtung Beckeneingang bewegt. Jetzt sind aufrechte Positionen und Mobilsein von großem Vorteil, da beim Gehen oder Treppensteigen der Kopf durch die Schwerkraft in Richtung Becken rutscht.

Wir zeigen dir, wie du mit leichten Bewegungen den Beckeneingang erweitern kannst. Gute Hilfsmittel in dieser Phase sind ein Seil oder ein Handtuch.

Positionen, die die Beckenhöhle erweitern

Wenn das Köpfchen tiefer in den Beckeneingang geschoben wird, wird es durch die Beckenform in eine Halbdrehung gezwungen, bis es in der Beckenhöhle ankommt.

In dieser Phase hilft dir Beckenkreisen im Stehen, deinen Beckenring aufzulockern. Das lenkt vom Schmerz ab und wirkt

Treppensteigen bei Wehen

Halte während der Wehe inne und stelle ein Bein eine Stufe höher als das andere ab. Beuge dabei den Oberkörper nach vorn. Stütze die Hände auf den Oberschenkeln ab. Während der darauffolgenden Wehe positioniere dann das andere Bein eine Stufe höher. Dadurch ist bei jeder Wehe dein Becken abwechselnd nach rechts und nach links gekippt. So wird das kindliche Köpfchen von einer Seite zur anderen bewegt, bis es in der runden Beckenhöhle landet.

Verspannungen entgegen. Auch Positionen im Vierfüßlerstand öffnen das Becken und geben dem Köpfchen viel Raum.

Positionen, die den Beckenausgang vergrößern

Sobald das Köpfchen mit großem Umfang die Beckenhöhle erreicht hat, wirst du einen leichten Zug nach unten verspüren. In dieser Phase zwingt der Beckenboden das kindliche Köpfchen in eine Halbdrehung, bis seine Nase zum Steißbein schaut. Diese Drehung ist wichtig, damit das Köpfchen den längsovalen Beckenausgang passieren kann.

Hockende Positionen erweitern den Beckenausgang, erfordern allerdings eine gute sportliche Kondition. Gebärhocker erleichtern das längere Verweilen in dieser Haltung. Zur Abwechslung ist der Vierfüßlerstand kniend auf einer Matte entspannend und hilft dem kindlichen Köpfchen, optimal positioniert zu werden.

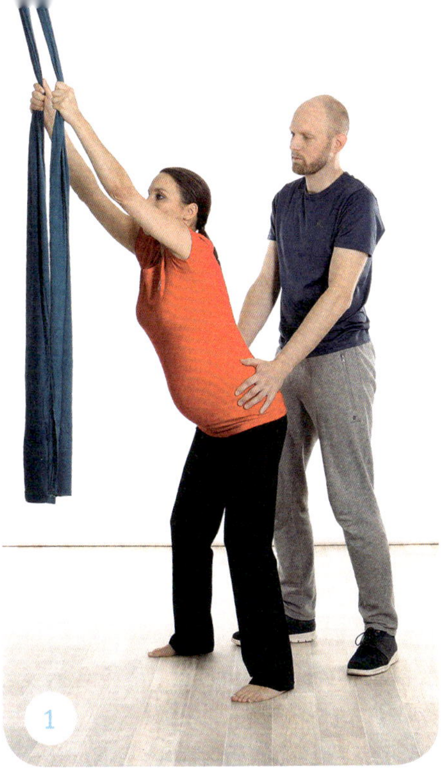
1

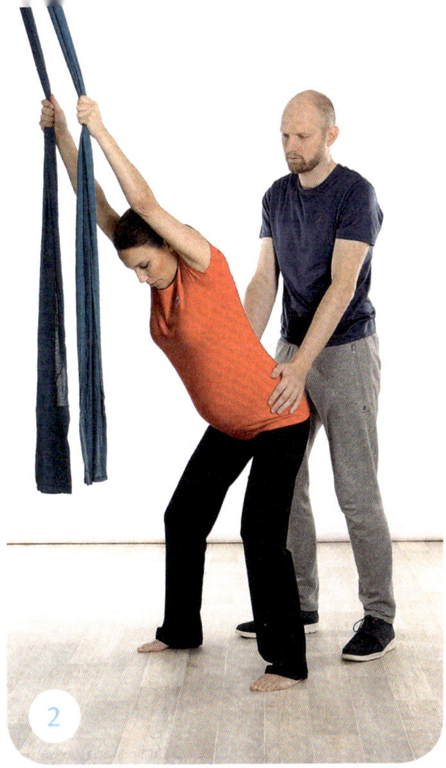
2

Übung mit einem Seil

» Für die Eröffnungsphase

- Hänge dich während der Wehe mit gestreckten Armen in das Seil.
- Deine Beine sollten breiter als die Hüfte positioniert sein und die Knie etwas gebeugt. Deine Füße haben einen guten Kontakt zum Boden.
- Beim Einatmen durch die Nase schaut dein Kopf gerade nach vorn. ❶
- Beim Ausatmen senke deinen Kopf und atme durch die fast geschlossenen Lippen mit der Lippenbremse (Seite 40) verlängert aus. Beuge dabei deinen Oberkörper gestreckt nach vorn. ❷
- In der Wehenpause lass das Seil los und atme in deinem normalen Atemrhythmus weiter.

Wirkung: Erweitert den Beckeneingang. Der Wehenschmerz wird als weniger unangenehm wahrgenommen.

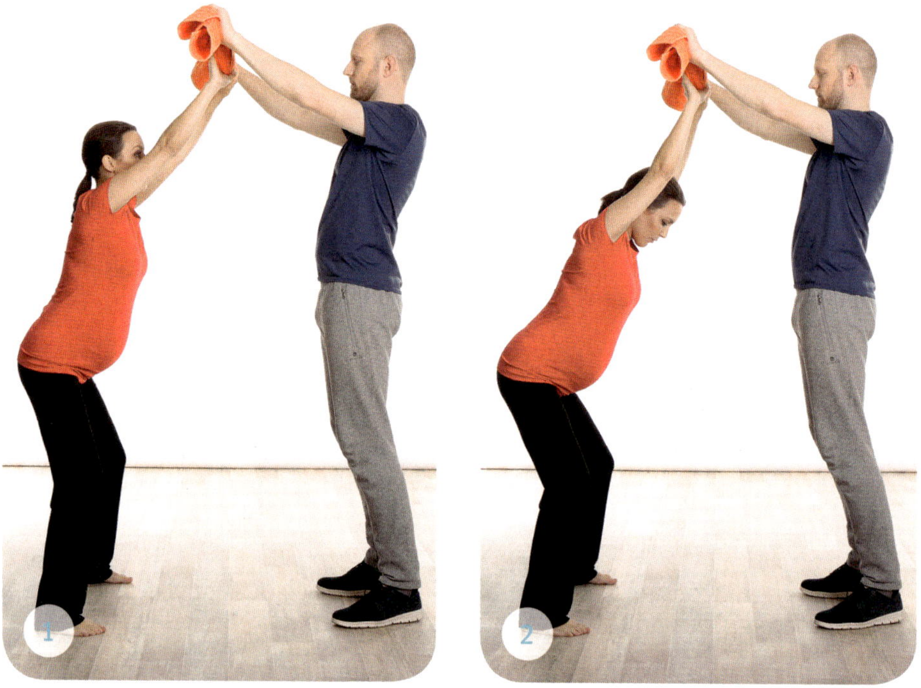

Übung mit einem Handtuch

» Für die Eröffnungsphase

Ein gerolltes Handtuch, das dein Partner an beiden Enden festhält, könnt ihr gut als Alternative zum Seil verwenden.

- Stell dich während der Eröffnungswehe mit leicht gebeugten Knien und nach vorn gebeugtem Oberkörper hin. So wird dein Becken beweglicher und du erleichterst deinem Kind das Tiefertreten.
- Beim Einatmen durch die Nase schaut dein Kopf gerade nach vorn. ❶
- Beim Ausatmen senke deinen Kopf und atme durch fast geschlossene Lippen mit der Lippenbremse verlängert aus. Beuge dabei deinen Oberkörper gestreckt nach vorn. ❷
- In der Wehenpause lass das Handtuch los und atme in deinem normalen Atemrhythmus weiter.

Wirkung: Erweitert den Beckeneingang. Der Wehenschmerz wird als weniger unangenehm wahrgenommen.

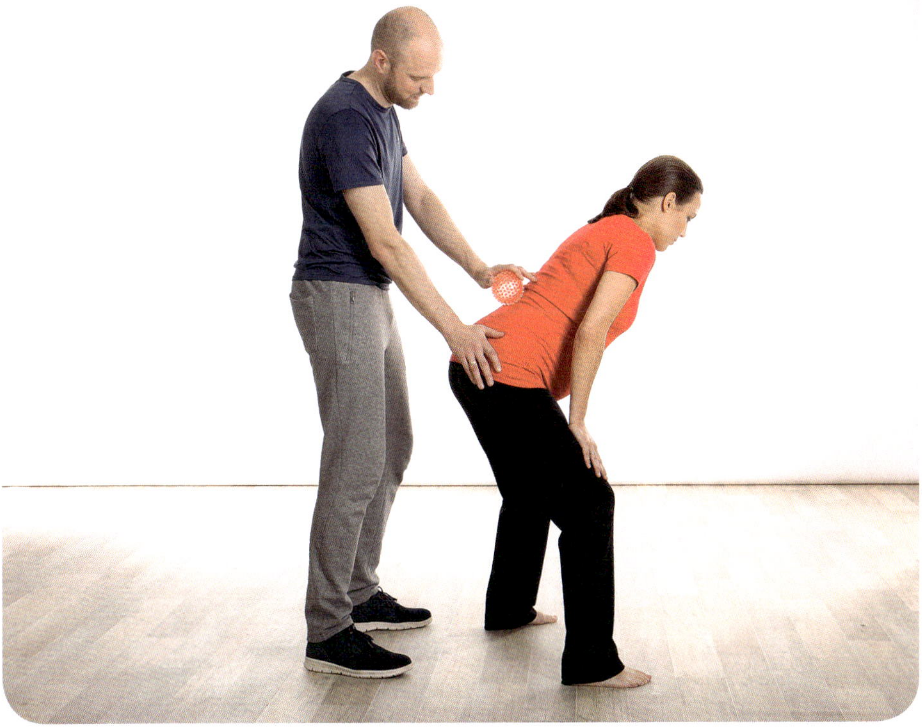

Auflockerung der Rückenmuskulatur

›› Für die Eröffnungsphase

Für diese Übung braucht ihr einen Igelball.

- Stell dich breitbeinig mit leicht nach vorn gebeugtem geradem Rücken hin.
- Deine Hände ruhen auf den Oberschenkeln.
- Dein Partner rollt den Igelball in der Kreuzbeingegend, rechts und links von der Wirbelsäule.

Wirkung: Lenkt vom Wehenschmerz ab und lockert das Gewebe auf.

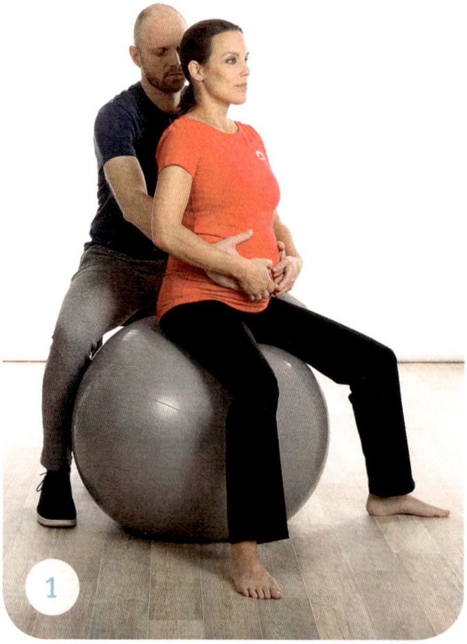

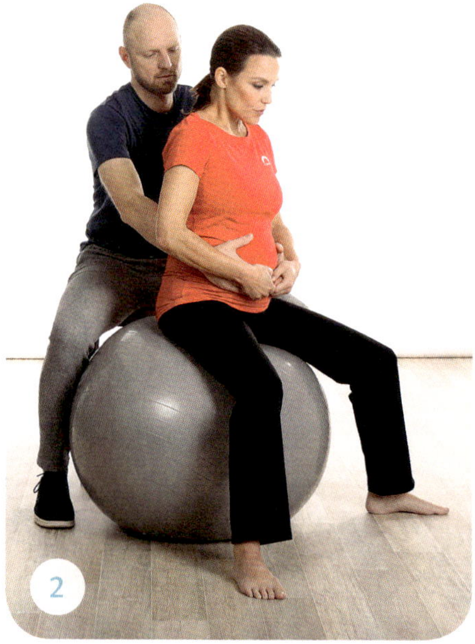

Öffnung des Beckeneingangs

» Für die Eröffnungsphase

- Setze dich breitbeinig auf einen Gymnastikball. Deine Füße haben einen guten Kontakt zum Boden.
- Dein Partner legt seine Hände auf deinen Unterbauch. Du kannst seine Hände umfassen.
- Beim Einatmen durch die Nase schaue nach vorn. ❶
- Beim Ausatmen mit der Lippenbremse halte deinen Kopf gerade oder senke ihn. ❷
- Kreise dein Becken, wann immer dir danach ist. Das kann während der Wehe oder in der Wehenpause sein. Das Beckenkreisen dient der Auflockerung.

Wirkung: Auflockerung des Beckenrings.

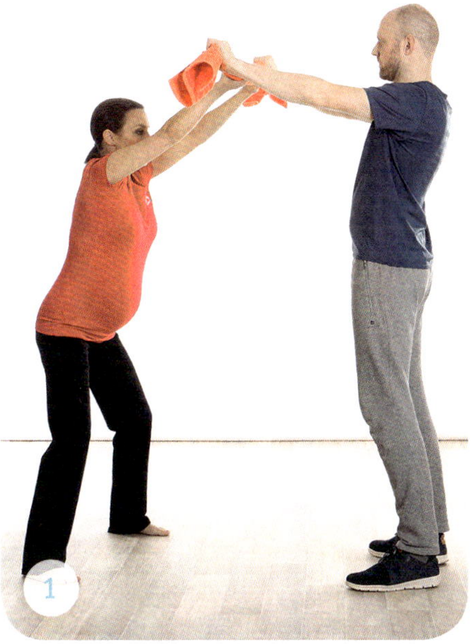

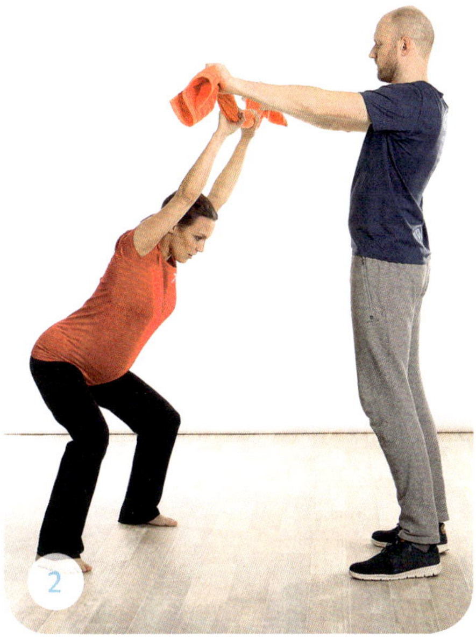

Öffnung des Beckenausgangs

» Für die aktive Austrittsphase

- Stelle dich breitbeinig aufrecht hin.
- Dein Partner hält ein gerolltes Handtuch an beiden Enden fest.
- Halte dich mit gestrecktem Oberkörper mit beiden Händen am Handtuch fest.
- Atme durch die Nase ein. ❶
- Gehe beim Ausatmen mit tönenden, den Beckenboden entspannenden Lauten (Seite 70) in die tiefe Hocke. ❷

Wirkung: Öffnet den Beckenausgang.

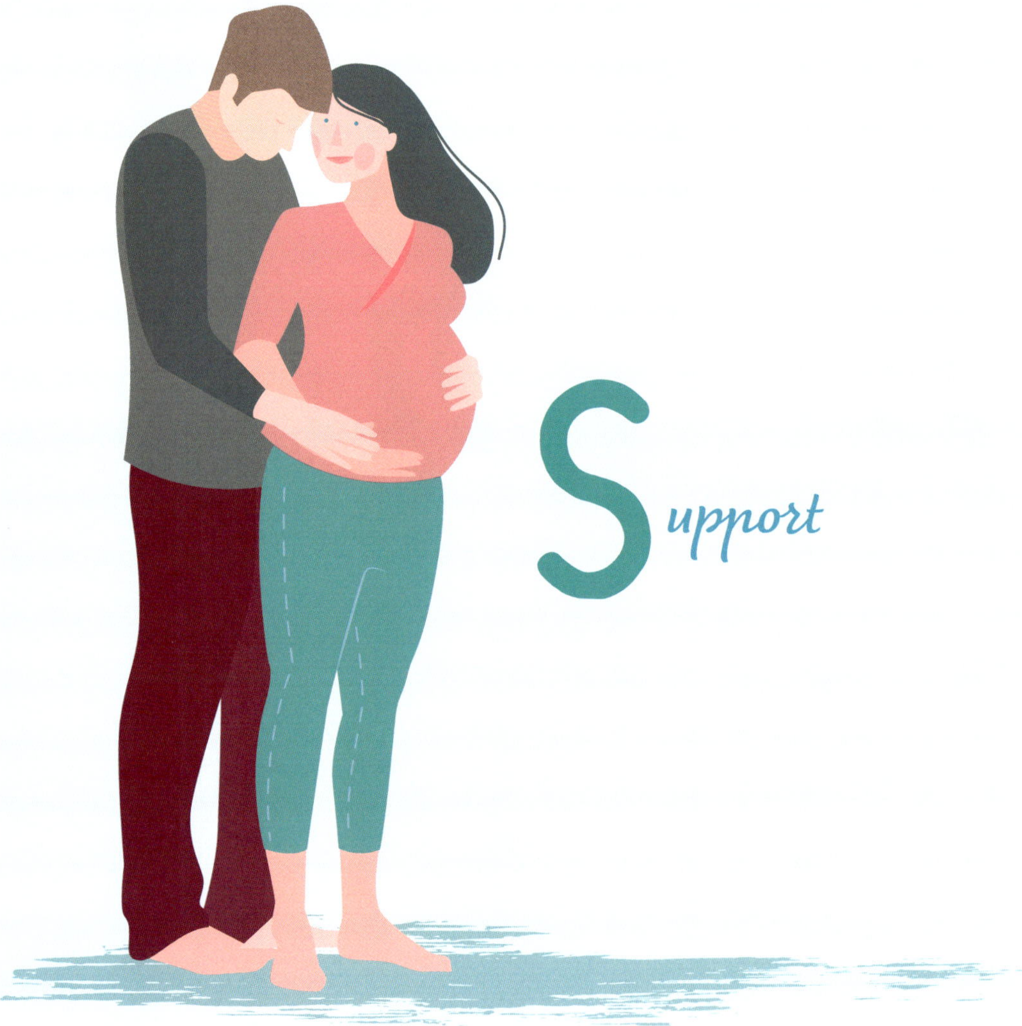
Support

Die Geburt und die ersten Tage danach

Bei der Geburt und im Umgang mit deinem Neugeborenen, achte auf deine innere Stimme. Du spürst am besten, was dir guttut und was dein Baby gerade braucht.

Das Thema Geburt war immer schon und ist auch heute noch oft mit Angst verbunden. Die Ängste, die die Frauen vor 100 Jahren hatten, haben mit den heutigen Ängsten allerdings wenig gemeinsam. Die Frau vor 100 Jahren wusste kaum etwas über den Geburtsvorgang. Jedoch gehörten Geburten zum Alltag und waren nichts Außergewöhnliches im Leben einer Frau. Die Frau von heute ist aufgeklärt und gut informiert. Jedoch sind Geburten nicht Teil des alltäglichen Lebens und werden nicht als Selbstverständlichkeit angesehen, sondern als besonderes Ereignis.

Wir leben in einem Zeitalter des Perfektionismus. Da die Geburt heutzutage ein besonderes Ereignis ist, will sie auch perfekt geplant sein. Allerdings sind natürliche Vorgänge nur bedingt planbar und bringen die werdende Mutter oft an ihre Grenzen. Auch die Betreuung eines Neugeborenen ist meist anders, als es sich die werdenden Eltern vorgestellt haben. Schwangerschaft, Geburt und Muttersein zwingen die Frau von heute in die Flexibilität, weg vom Perfektionismus, weg von der Planbarkeit. Weg davon, dass man alles erzwingen kann.

In diesem Kapitel erläutern wir dir die einzelnen Wege, die dir für die Geburt zur Verfügung stehen. Damit wollen wir dir helfen, deinen Weg zur Wunschgeburt zu finden. Außerdem zeigen wir dir, wie dein Partner dich bei der Geburt unterstützen kann. Am Ende des Kapitels begleiten wir dich durch die ersten Tage nach der Geburt. Du erhältst zahlreiche

Tipps, die dir den Babyalltag erleichtern können.

Schwangerschaft, Geburt und Stillzeit sind große Herausforderungen. Besonders beim ersten Kind hilft eine liebevolle Unterstützung, diese neue Lebenssituation zu meistern und dann selbstbewusst, frei und unabhängig zu handeln.

In dieser besonderen Lebensphase ist es oft schwierig, aus der Flut der Informationen und gut gemeinten Ratschläge den für dich passenden Weg zu finden. Eine durchgehende Hebammen-Begleitung kann dir Ängste nehmen, Zuversicht geben und dich stärken.

Welcher Geburtsmodus ist der richtige?

Vielen Frauen fällt es schwer, den für sie passenden Geburtsmodus zu finden. Oft spielen Ängste eine zentrale Rolle, wenn die Entscheidung für einen Kaiserschnitt fällt. Manche Frauen haben Angst, einer natürlichen Geburt nicht gewachsen zu sein. Auch der Faktor Zeit spielt eine große Rolle. Wenn alles im Leben geplant werden soll, dann stellt eine natürliche Geburt, die eben nicht planbar ist, eine große Herausforderung dar. Der Kaiserschnitt scheint dagegen eine schnelle und unkomplizierte Lösung zu sein.

Nach meiner Erfahrung gibt es zwei gegensätzliche Gruppen: Auf der einen Seite die Frauen, die eine absolut natürliche Geburt planen und jede Intervention und jede Schmerzausschaltung strikt ablehnen. Auf der anderen Seite die Frauen, die sich für eine planbare Kaiserschnittentbindung entscheiden. Dazwischen gibt es noch eine Gruppe von Frauen, die eine natürliche Geburt planen, sich jedoch die Option einer Schmerzausschaltung offenlassen möchten. Diese Frauen, die zwischen beiden Strömungen stehen, haben es oft schwer, Ansprechpartner zu finden.

Werdende Mütter, die in Familien aufgewachsen sind, in denen Schwangerschaft, Mutterschaft und Stillen als natürliche Prozesse vorgelebt wurden, haben meist weniger Ängste und gehen oft gelassener auf den neuen Lebensabschnitt zu. Ebenso spielen Kultur- und Religionszugehörigkeit eine große Rolle für die Wahl des Geburtsmodus. Dennoch sollte es jeder Frau freistehen, ihre Wunschgeburt zu wählen – egal welche Gründe sie dafür hat.

Entscheidend dabei ist eine fundierte sachliche und umfassende Aufklärung über Vor- und Nachteile der jeweiligen Entbindungsarten. Am 1.6.2020 wurde die S3-Leitlinie zur »Sectio caesarea« von der Deutschen Gesellschaft für Gynäkologie und Geburtshilfe (DGGG) und den gynäkologischen Fachgesellschaften aus Österreich und der Schweiz veröffentlicht.[80] Eine der Kernaussagen ist es, den Schwangeren eine fundierte Beratung zum Geburtsmodus durch Fachpersonal zu ermöglichen. Diese Aufklärung soll für den Laien verständlich sein und auf die Risiken und den Nutzen der verschiedenen Möglichkeiten eingehen.

Grundsätzlich kannst du dich bei einer unkomplizierten Schwangerschaft im Vorfeld für folgende Entbindungsarten entscheiden:

- die natürliche Geburt
- die schmerzfreie Geburt
- der geplante Wunschkaiserschnitt

Die natürliche Geburt

Die natürliche Geburt kann daheim, in Geburtshäusern oder in einem Krankenhaus stattfinden. Bei der natürlichen Geburt wird angestrebt, ohne medizinische Interventionen auszukommen. Der natürliche Geburtsbeginn wird abgewartet und du hast die Möglichkeit, dich gezielt auf die Geburt vorzubereiten. In der Geburtsvorbereitung erlernst du Atemtechniken, die dir den Umgang mit den Wehen erleichtern. Du bekommst Geburtspositionen gezeigt, die dein Becken für das Kind öffnen. Und du lernst, entspannt zu atmen, um den Wehenschmerz weniger intensiv wahrzunehmen.

Die natürliche Geburt hat ihre eigene Gesetzmäßigkeit und ist nicht planbar. Geduld ist das oberste Gebot für eine entspannte Geburt. Es gibt Phasen, in denen die Wehenintensität zunimmt, und andere, in denen sie sich wieder abschwächt. Ruhe und Aktivität wechseln sich ab. Die Gebärmutter folgt einem natürlichen Rhythmus in ihrer Wehenarbeit. Solange es dem Baby gut geht, darf Zeit keine Rolle spielen, und zwar in jeder Phase der Geburt.

Nimm dir Zeit, innerhalb der einzelnen Phasen in Ruhe alle Positionen auszuprobieren, und entscheide dich dann für eine Geburtsposition. Du kannst wählen, ob du dein Kind in der Badewanne, am Hocker, im Vierfüßlerstand, in der Seitenlage oder im Stehen zur Welt bringen willst.

Die schmerzfreie Geburt

Die schmerzfreie Geburt wird in den meisten Krankenhäusern und Privatkliniken angeboten. Sobald die Latenzphase beendet ist und eine regelmäßige koordinierte Wehentätigkeit vorherrscht,

Hypnobirthing

Die eigene Wahrnehmung und der Einfluss des Unterbewusstseins stehen beim Hypnobirthing im Vordergrund. Es werden zahlreiche Kurse angeboten, in denen die werdende Mutter die Selbsthypnose lernt, um mit dem Wehenschmerz besser umgehen zu können.

ist eine Periduralanästhesie (PDA) möglich. Sie wird auch Epiduralanästhesie genannt.

Manchmal kommt es vor, dass der Wehenschmerz als so heftig empfunden wird, dass in den Wehenpausen keine Entspannung mehr möglich ist. Dies führt in eine Angst-Verkrampfungs-Schmerz-Kette, die oft nur durch eine Schmerzausschaltung unterbrochen werden kann. Dann ist eine PDA zu empfehlen. Meist kommt es dann zu einer raschen Muttermundseröffnung, da die Schmerzfreiheit einer Anspannung entgegenwirkt.

Nach vorheriger Lokalanästhesie wird im Bereich des 4./5. Lendenwirbels ein Katheter vorsichtig mittels Nadel in den Epiduralraum geschoben. Der Epiduralraum ist ein dünner Spalt von wenigen Millimetern und befindet sich unmittelbar vor der harten Rückenmarkshaut im Bereich der Wirbelsäule. Dort verlaufen Gefäße und Nerven, die den Schmerz transportieren und durch das Lokalanästhetikum betäubt werden können.

Damit der Katheter präzise platziert werden kann, muss die werdende Mutter sich mit rundem Rücken vorbeugen. Dadurch öffnet sich der Raum zwischen den Wirbelkörpern. Anschließend wird die Nadel entfernt und der Katheter bleibt zurück. Nachdem die erste Dosierung eines Lokalanästhetikums in den Katheter erfolgt ist, setzt die Schmerzausschaltung im gesamten Bauchraum und Unterleib innerhalb von 15–20 Minuten ein.

Diese Methode wird seit den frühen 1970er-Jahren in der Geburtshilfe angewandt. Damals führte diese Schmerzausschaltung dazu, dass die Gebärende den Pressdrang nicht spürte und nur bedingt mitpressen konnte. Oft wurde die Geburt dann mittels Saugglocke beendet.

Seit einigen Jahren gibt es die Walking-PDA, die trotz Schmerzausschaltung freie Bewegungsmöglichkeit gewährleistet. Der Pressdrang wird wahrgenommen und die werdende Mutter kann auch in der letzten Phase der Geburt aktiv mitwirken und verschiedene Geburtspositionen einnehmen. Auch bei der schmerzfreien Geburt ist ein gezieltes Atmen in jeder Phase der Geburt hilfreich.

Der geplante Wunschkaiserschnitt

Kaiserschnitte sind in öffentlichen oder privaten Krankenhäusern möglich. Seit einigen Jahren kann sich eine werdende Mutter auch ohne medizinische Notwendigkeit für einen Wunschkaiserschnitt entscheiden. Die Gründe dafür sind vielfältig. Oft steht die Planbarkeit im Vordergrund. Häufig wird der Kaiserschnitt auch als einfache, sichere und schnelle Geburtsmethode gesehen.

Der Kaiserschnitt, auch Sectio caesarea genannt, ist eine Bauchoperation. Bevor der eigentliche Eingriff durchgeführt wird, werden die Schamhaare rasiert, Stützstrümpfe angezogen und ein Blasenkatheter gelegt. Nach der Anästhesie wird mit einem horizontalen Schnitt in die Bauchdecke die Gebärmutter geöffnet, sodass das Kind durch die Gebärmutteröffnung vom Geburtshelfer am Kopf wie bei einer vaginalen Geburt herausgezogen wird. Die Öffnung ist etwas größer als der Umfang des kindlichen Kopfes. Wenn der Kaiserschnitt unter einer Spinalanästhesie stattfindet, bleibt die Mutter bei Bewusstsein und sie kann ein Zug- und Druckgefühl ohne Schmerzen spüren.

Auch beim Kaiserschnitt darf eine Begleitperson dabei sein. Im Brustbereich der Mutter wird ein Sichtschutz wie ein Vorhang platziert. Der Partner darf am Kopfende hinter dem Sichtschutz sitzen. Sobald das Baby da ist, wird es von der Hebamme übernommen und dem Kinderarzt übergeben. Wenn es dem Baby gut geht, darf es warm zugedeckt im Kopfbereich der Mutter sein. Wie lang das Kind bei der Mutter bleiben kann, entscheidet der Kinderarzt. Dann wird das Kind dem Vater übergeben und er darf in einem Extraraum mit dem Baby kuscheln, bis die Mutter nach Versorgung der Wunde in den Aufwachraum kommt. Dort bleibt die Familie etwa drei Stunden, bis die Mutter auf die Station verlegt wird.

Ein Kaiserschnitt hat eine Bauchwunde zur Folge, die mit üblichen Operationsrisiken verbunden ist. Durch die lokale Narkose ist der Eingriff schmerzfrei, jedoch ist mit länger andauernden Wundschmerzen und eingeschränkter Bewegungsfreiheit zu rechnen. In den ersten zwei Tagen braucht die Mutter Ruhe und Erholung für die Wundheilung, denn die Wunde reicht durch mehrere Gewebsschichten. Im Vergleich zur Spontangeburt dauert der Wochenfluss etwas länger an, da sich die Gebärmutter nach einem Kaiserschnitt langsamer zurückbildet.

Was hilft bei einer natürlichen Geburt?

Eine Geburt ist anstrengend und kann dauern. Massagen helfen, dass du besser entspannen kannst, und verzögern das Schmerzgefühl. Atemtechniken erleichtern deinem Kind den Weg in die Welt – und ein warmes Bad kann sogar eine PDA unnötig machen.

Massagen

Berührungen des Partners oder einer vertrauten Person während der Wehe können beruhigend und schmerzstillend wirken. Manche Frauen lehnen jedoch während der Wehe jede Berührung ab.

Eine Massage während der Wehe kann helfen, den Schmerz verzögert und weniger heftig wahrzunehmen. Es ist von Vorteil, schon in der Schwangerschaft verschiedene Massagegriffe auszuprobieren.

Massage innerhalb der Michaelis-Raute: Dein Partner kann während der Wehe eine Massage im Kreuz-/Steißbeinbereich, innerhalb der sogenannten Michaelis-Raute, durchführen (siehe Abb.). Sie ist leicht zu finden, wenn man sich an den Lendengrübchen als seitliche Punkte der gedachten Raute orientiert. Die Verbindung der beiden Lendengrübchen ergibt die Basis für zwei Dreiecke: Die Spitze des einen reicht in die Gesäßfurche, die Spitze des anderen zeigt zum dritten bis vierten Lendenwirbeldorn. Während der Eröffnungsphase massiert dein Partner im oberen Dreieck der Michaelis-Raute, in der aktiven Austrittsphase im unteren Dreieck. Die Druckmassage sollte innerhalb der Dreiecke erfolgen, da die Lendengrübchen oft druckempfindlich sind. Die kreisenden Bewegungen der Massage kann dein Partner ausüben mit:

- beiden Daumen
- den Knöcheln des Handrückens
- der Handfläche
- Igelbällen oder Tennisbällen

Michaelis-Raute

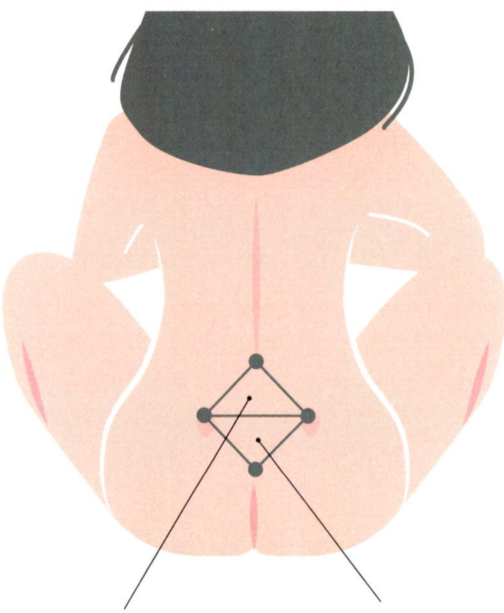

Schultermassage: Mit einer Druckmassage zwischen den Schulterblättern kann dir dein Partner helfen, beim Atmen die Schultern locker zu lassen. Lockere Schultern sind wichtig, damit deine Atmung nicht flach wird.

Fußmassage: Eine Fußmassage mit kreisenden Daumenbewegungen auf der Fußsohle hilft, Verspannungen entgegenzuwirken und wärmt kalte Füße auf – viele Frauen haben in der ersten Phase der Geburt kalte Füße. Damit es nicht kitzelt, sollte dein Partner mit starkem Druck massieren. Alternativ kann er fest mit den Daumen von den Fußknöcheln Richtung Ferse streichen.

Atemtechniken

Auf die Atemtechniken während der Geburt sind wir bereits im Kapitel »Easy Breathing« (Seite 32) eingegangen. Deshalb hier nur eine kurze Zusammenfassung:

- Verlängertes Ausatmen hilft dir, sowohl in der ersten als auch in der zweiten

Phase während der Wehe entspannt zu bleiben.

- Die Lippenbremse (Seite 40) begleitet dich, bis du den Druck des kindlichen Kopfes nach unten spürst.
- Dann kann dir ein tönendes, hauchendes, den Beckenboden öffnendes Ausatmen mit Lauten die aktive Austrittsphase erleichtern (Seite 70).
- Das Veratmen einer Presswehe mit dem Zwerchfell-Schwingen (Seite 75) hilft dem Gewebe deines Beckenbodens, sich langsam zu dehnen.

Dein Partner sollte, wenn du aus dem Atemrhythmus kommst, mit dir mitatmen. Vor allem in der aktiven Austrittsphase ist das hilfreich. Beim Schwingen hat es sich bewährt, dass du die Hände deines Partners beim Ausatmen fest zudrückst, um dann beim Einatmen den Griff wieder zu lockern.

Effektiver mit Öl

Öle machen die Massage effektiver, da die Reibung sanfter wird. Folgenden ätherischen Aromaölen sagt man eine schmerzstillende Wirkung nach: Lavendel, Rose, Muskatellersalbei, Angelika, Jasmin, Ylang-Ylang, Mandarine. Am besten verdünnt ihr diese Aromaöle mit einem milden Basisöl, zum Beispiel Jojobaöl.

Baden

Warme Bäder während der Geburt wirken entspannend und schmerzstillend. Meiner Erfahrung nach kann ein Bad in der Wanne oft eine PDA ersetzen. Damit der Kreislauf stabil bleibt, ist zu empfehlen, das Bad immer wieder zu unterbrechen. Das warme Wasser macht den Damm und das Gewebe geschmeidig.

Medizinische Interventionen

Nicht immer verläuft eine Geburt wie geplant. Manchmal entscheidet sich schon recht früh, dass sie mit einem Kaiserschnitt beendet werden muss. Sind schon bei Geburtsbeginn die Herztöne deines Kindes während der Wehe auffällig, kann das ein Hinweis sein, dass die Geburt für das Baby zu anstrengend ist. Wenn das Köpfchen des Kindes im Beckeneingang mit einem ungünstigen Radius in die Beckenhöhle rutscht, kann es am Beckenboden länger dauern, bis der Kopf in eine optimale Geburtsposition kommt. Manchmal ist dann eine Saugglocke notwendig, um Mutter und Kind die Geburt zu erleichtern.

Die Herzfrequenz des Kindes beträgt in der Regel zwischen 120 und 160 Schläge pro Minute. Je unterschiedlicher die Herztöne sind, umso mehr zeigt das, dass das Baby vital und lebhaft ist. Sinkt während der Wehe die Frequenz unter 100 Schläge pro Minute, ist das ein Indiz,

Väter – Hilfe und Beistand bei der Geburt

Eine Geburt ist ein spannendes Erlebnis – auch für Väter (und andere Begleitpersonen). Hier geben wir euch bewährte Tipps, wie ihr eure Partnerinnen unterstützen könnt.

Viele Väter wachsen während der Geburt über sich hinaus und erweisen sich als große Hilfe. Andere sind mit der Geburtssituation überfordert und brauchen eine Auszeit. Beides ist völlig in Ordnung.

Schon zuhause könnt ihr eure Frauen unterstützen:

- Die meisten Geburten beginnen in der Nacht. Geht daher in den letzten Tagen vor dem Geburtstermin frühzeitig schlafen, damit alle Beteiligten möglichst ausgeruht in die Geburt gehen.
- Du kannst notieren, wie oft die Wehen kommen und wie lange sie dauern. Dann könnt ihr leichter unterscheiden, ob es sich um koordinierte oder unkoordinierte Wehen handelt (Seite 83).
- Wenn deine Frau es möchte, kannst du sie während der Wehe massieren. Achte darauf, dass sie die Luft nicht anhält, sondern verlängert ausatmet.
- Wenn ihr in die Klinik fahrt, sorge dafür, dass ihr in der Eile nicht vergesst, die Kliniktasche und den Mutterpass mitzunehmen.
- Sind die Wehen sehr stark und deine Partnerin möchte keine Ablenkung, teile der Hebamme bei der Aufnahme alle Wünsche für die Geburt mit. So kann das Team auf eure Wünsche eingehen, zum Beispiel Badewanne, Gebärhocker usw.
- In den meisten Krankenhäusern werden heute vermehrt Familienzimmer angeboten. Sie haben den großen Vorteil, dass ihr als Familie rund um die Uhr zusammen seid. Wenn Mutter und Kind dann entlassen werden, seid ihr schon ein eingespieltes Team.

In der Klinik

Im Geburtsverlauf gibt es nur zwei Chefs: Der erste Chef ist das ungeborene Kind – wenn es ihm gut geht, dann geht es allen gut. Der zweite Chef ist die werdende Mutter – wenn es ihr gut geht, geht es in der Regel auch dem Baby gut.

Alle anderen, auch du als werdender Vater, sind ausschließlich für das Wohlergehen und die Sicherheit von Mutter und Kind zuständig. Das Team hat die Aufgabe, eine Atmosphäre von Geborgenheit, Sicherheit und Ruhe zu schaffen. Zeit darf bei einer natürlichen Geburt keine Rolle spielen.

- Frauen in den Wehen haben meist eine veränderte Zeitwahrnehmung. Oft kommt ihnen die Geburtsdauer nicht so lang vor, wie sie tatsächlich ist. Du dagegen hast kein verzerrtes Zeitgefühl. Nimm dir kurze Auszeiten und stärke dich mit Snacks und Getränken.
- Eine Geburt ist eine Ausnahmesituation und es kann sein, dass manchmal die Emotionen eskalieren. Zeige Verständnis, falls deine Partnerin nicht freundlich auf deine Hilfe reagiert. Nimm es nicht persönlich, denn »was im Kreißsaal gesagt wird, bleibt im Kreißsaal«.
- Während der Eröffnungsphase solltest du mit deiner Partnerin spazieren gehen. Während der Wehe massiere deine Partnerin (Seite 131), wenn sie es möchte. Du kannst ihr Wasser reichen oder ihr kühlende Umschläge auf die Stirn legen.
- Achte in der aktiven Austrittsphase darauf, dass deine Partnerin während der Wehe nicht aus dem Atemrhythmus kommt. Hilfreich ist es, wenn du während der Wehe mit ihr tönst (Seite 70) und ihr deine Hand zum Drücken reichst.
- Manche Väter möchten nach der Geburt die Nabelschnur in einem symbolischen Akt durchtrennen. Andere wiederum überlassen das gern der Hebamme. Sage vorher Bescheid, wie du es gern hättest.
- Das Kuscheln mit dem Baby ist auch für dich als Vater sehr wichtig. So baust du gleich eine Beziehung zu deinem Kind auf.

Niklas: Wenn das Kind da ist, legt sich ein Schalter um

»Bei uns ist die natürliche Geburt sehr schnell abgelaufen. Man fühlt sich anfänglich ein bisschen hilflos, weil man nicht wirklich was machen kann. Beruhigen, Streicheln, Liebsein – das ist der Job, den man da hat. Meine Hilflosigkeit hat sich dann aber im Laufe der Geburt gelegt. Was mir in Erinnerung geblieben ist, ist der Moment der Geburt, in dem ich den Kleinen dann gesehen habe. Das ist emotional schon beeindruckend. Obwohl ich mich vorher wenig mit dem Vatersein auseinandergesetzt habe, kam das Gefühl, Vater zu sein, sofort. Dieses süße kleine Wesen sorgt für ein Umschalten im Kopf. Das ist dann total schön. All die Gedanken, wie man mit dem Baby umgehen soll, stellen sich dann nicht mehr. Man ist ab Tag 1 in dieser Rolle. Es gibt keine andere Wahl, als den Kleinen zu wickeln, hochzuheben und zu beruhigen. Man merkt, das ist etwas ganz Natürliches, wobei man sich dann auf die eigene Intuition verlassen kann.«

Nach der Geburt: Hilfe ist willkommen

Es gibt eine neue Generation von Vätern, die von Anfang an ihre Frauen bei der Betreuung des Kindes unterstützen. Ich nenne sie die »PapaMums«, denn sie sind fürsorglich und lernen schnell, ihr Baby zu beruhigen. Intuitiv erspüren sie, was ihr Baby braucht, und es fühlt sich bei ihnen geborgen. Diese »PapaMums« sind für ihre Frauen eine große Hilfe. Sie trösten die Babys, wenn sie Bauchweh haben. Babybaden machen sie mit links und sind Weltmeister im Windelnwechseln. Väter, die anfangs noch Berührungsängste gegenüber dem Neugeborenen haben, können ihre Frauen unterstützen, indem sie den Haushalt übernehmen.

Die erste Babyzeit geht schnell vorbei. Dennoch kann es vorkommen, dass sich die jungen Eltern manchmal überfordert fühlen. Dann können Großeltern und Freunde helfen, indem sie das Kochen übernehmen und mit dem Baby spazieren gehen. Kurze Auszeiten für die Eltern bringen wieder neuen Schwung in den Baby-Alltag. Das erste Kind ist oft mit einer großen Lebensumstellung verbunden. Das zweite Kind läuft meist mit und ändert den Alltag nicht wesentlich.

Viele Väter nützen die Möglichkeit, in der ersten Zeit nach der Geburt bei ihrer Familie zu sein. Es gibt heutzutage verschiedene Modelle für eine Freistellung in der ersten Zeit nach der Geburt (Urlaub, Väterkarenz oder Papamonat in Österreich).

Stillen von Anfang an

Es ist gut zu wissen, dass jeder Tag mit einem Neugeborenen – vor allem in der ersten Woche – andere Wertigkeiten hat. Was gestern galt, stimmt heute nicht mehr. Aus diesem Grund ist es wichtig, verschiedene Phasen der ersten Stillzeit zu kennen:

Erstes Anlegen

Das Stillen beginnt schon unmittelbar nach der Geburt, wenn dir dein Baby auf den Bauch gelegt wird. Dieser Moment ist einzigartig und kaum zu beschreiben. Schon bald wird dir dein Kind zeigen, dass es an der Brust saugen möchte. Die meisten Babys finden durch eigene Bewegungen aus der Bauchlage heraus den Weg zur Brustwarze. In den ersten zwei Stunden nach der Geburt sind Neugeborene besonders aktiv.

Findet dein Baby die Brustwarze nicht, kannst du ihm helfen, indem du es vorsichtig zur Brustwarze hebst und es die Brustwarze mit seinem Mund spüren lässt. Streichle dein Kind vorsichtig an der Wange, damit löst du den Suchreflex aus. Meist dauert es nur einige Sekunden, bis dein Baby dann die Brustwarze in den Mund nimmt und zu saugen beginnt.

Manche Mütter empfinden das Saugen als heftig und wundern sich, dass ihr Baby so kräftig saugen kann. Kräftiges Saugen regt den Milchfluss an, weil unter dem Einfluss des Hormons Oxytocin der Milchspendereflex ausgelöst wird. Dein Baby soll von nun an so oft saugen wie es will. Beim Anlegen achte darauf, dass dein Kind mit seinem Mund nicht nur die Brustwarze, sondern auch den Vorhof umfasst. Nur so ist das Saugen effektiv und nicht schmerzhaft. Wenn du dir nicht sicher bist, ob du es richtig machst, hole dir beim Anlegen Hilfe von einer Hebamme oder Säuglingsschwester.

Regelmäßiges Anlegen von Geburt an bringt nicht nur Routine, sondern fördert auch die Milchbildung. Es ist noch kein Meister vom Himmel gefallen. Auch hier gilt: Geduld haben und Zeit nehmen. Dein Baby lernt sehr schnell. Was am Anfang nur reflexgesteuert war, wird nun ein eingeübtes Zusammenspiel. Hautkontakt und Kuscheln fördern nicht nur die Bindung von Baby und Mama, sondern steigern auch die Milchproduktion.

Schlafen, wenn das Baby schläft

Falls dein Baby entspannt schläft, versuche auch zu schlafen, damit du Kräfte sammeln kannst. In der zweiten Nacht wird dich dein Baby wahrscheinlich mehr fordern. Daher achte darauf, dass du auch tagsüber zum Schlafen kommst, und nutze die Schlafphasen deines Babys für ein Nickerchen.

Die ersten 24 Stunden

In den ersten 24 Stunden darf dein Kind, sooft es möchte, an deiner Brust saugen. Falls dein Baby nach dem ersten Saugen eine längere Pause macht, ist das innerhalb der ersten 24 Stunden kein Problem. Dein Baby hat genug Flüssigkeit gespeichert. Sein Magen ist noch klein und kann nur kleine Mengen an Vormilch, dem sogenannten Kolostrum (Seite 98), verdauen. Nutzt beide diese Ruhepause, um euch von der Geburt zu erholen. Lass dein Kind, so oft es geht, auf deinem Bauch kuscheln, damit es deine Nähe und Wärme spürt.

Am 2. Lebenstag

Heute ist es wichtig, dass es keine längeren Pausen beim Anlegen gibt. Lege dein Baby am besten mindestens acht- bis zwölf Mal innerhalb von 24 Stunden an, damit es genug Kolostrum bekommt.

Häufiges Anlegen stimuliert die Milchbildung. Wenn dein Baby an der Brustwarze nuckelt, wird die Ausschüttung des milchbildenden Hormons Prolaktin angeregt. Das Saugen an der Brustwarze stimuliert auch das Hormon Oxytocin, das für die Entleerung der Milchgänge ver-

Heiße und kühlende Umschläge

Fließt die Milch noch nicht gut und die Brüste fühlen sich warm und schwer an, helfen folgende Tipps:

- Lege dir vor dem Anlegen heiße Umschläge auf die festen, warmen Brüste, denn Wärme lässt die Milch besser fließen. Tränke dazu ein Tuch oder einen Waschlappen mit sehr warmem Wasser und lass es ein wenig abkühlen, damit es nicht zu Verbrennungen kommt. Anschließend lege es dir vorsichtig auf die Brust. Warte einige Minuten, bevor du dein Kind anlegst. Du wirst sehen, wie gut die Milch rinnt.
- Nach dem Anlegen helfen dann Umschläge mit Quark, um die Brust zu kühlen und die Milchgänge abschwellen zu lassen. Nicht verzweifeln, diese Schwellung dauert meist nur einige Stunden.

antwortlich ist. Stundenlanges Nuckeln zur Beruhigung ist jedoch nicht zu empfehlen, da die Brustwarze darunter leiden könnte.

Kolostrum wirkt auch leicht abführend. Daher kann es vorkommen, dass beim Stillen der erste Stuhlgang, das Mekonium, abgeht (Seite 96). Das Mekonium, auch Kindspech genannt, ist eine schwarze gallertartige Masse. Manche Kinder plagen sich etwas bei der Ausscheidung des Kindspechs.

Am 3. Lebenstag

Am 3. Tag verändert sich die Situation schlagartig. Deine Brüste sind etwas größer und schwerer geworden und bilden vermehrt Übergangsmilch. Dein Nervenkostüm kann etwas angeschlagen sein. Manche Frauen fühlen sich wie bei einer beginnenden Grippe. Sie haben erhöhte Temperatur, manchmal auch Schüttelfrost.

Da die Brüste auf einmal schwer geworden sind, kann das Anlegen schwieriger werden. Hebe die Brust beim Anlegen hoch, damit das Köpfchen beim Saugen durch das Gewicht nicht hinuntergedrückt wird.

Das Saugen bringt oft nicht gleich den gewünschten Erfolg, da die Milch nicht sofort fließt. Nicht verzweifeln! Massiere deine Brüste vor dem Anlegen, um den Milchfluss in Gang zu bringen (Abb. Seite 141).

- Umfasse deine Brust mit beiden Handflächen: Die rechte Handfläche befindet sich auf der unteren Hälfte der Brust, die Fingerspitzen zeigen nach links. Die linke Handfläche liegt am oberen Teil,

wobei die Fingerspitzen nach rechts zeigen. Bewege nun deine Handflächen mit schiebenden Bewegungen hin und her, indem du einen leichten Druck auf die Brust ausübst. ❶
- Berühre mit den Fingerspitzen deiner rechten Hand deine Brust und übe kleine Klopfbewegungen aus. ❷
- Umfasse mit einem Griff den Bereich um den Vorhof, sodass sich dein Daumen oberhalb des Vorhofs befindet und dein Zeigefinger U-förmig das Areal unter dem Vorhof umfasst. Ein vorsichtiges Zusammendrücken von Daumen und Zeigefinger stimuliert die Milchgänge. ❸

Meist fließt am Ende des 3. Tages die Milch und dein Baby wird es dir mit einem Schläfchen danken.

Der Stuhl deines Kindes hat sich nun verändert, sowohl in der Farbe als auch in der Konsistenz. Er ist meist ockerfarben bis hellgelb und hat eine Konsistenz ähnlich einem grobkörnigen Quark. Wenn der Stuhl deines Kindes so aussieht, kannst du sicher sein, dass die Übergangsmilch da ist. Bei manchen Frauen kommt die Übergangsmilch erst am Ende der ersten Lebenswoche des Kindes.

Am 4. Lebenstag

Die Übergangsmilch ist meist da, dein Baby ist nun länger gesättigt und die Stillintervalle werden etwas länger. Dein Baby nimmt langsam wieder an Gewicht zu und wird etwa bis zum 10. Lebens-

Massage, um den Milchfluss anzuregen

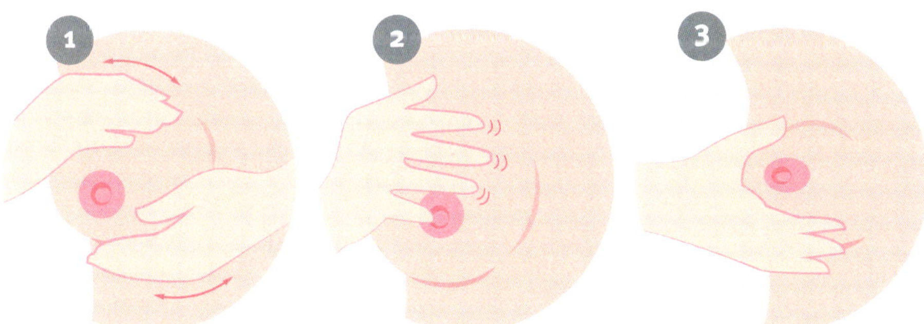

❶ Handflächen mit schiebenden Bewegungen hin- und herbewegen

❷ kleine Klopfbewegungen

❸ Brust leicht zusammendrücken

tag sein Geburtsgewicht meist erreicht haben. Danach nimmt es pro Woche ca. 200 g zu.

Flaschenkinder

Darf eine Mutter aus medizinischen Gründen nicht stillen oder entscheidet sie sich bewusst für die Flaschenmilch, kann sie ihrem Baby beim Füttern genauso Liebe und Geborgenheit geben wie beim Stillen. Flaschenkinder haben meist einen vorgegebenen Rhythmus.

Flaschenkinder bekommen zu Beginn eine Pre-Nahrung. Sie ist für den kindlichen Darm leicht verdaulich, da sie bestmöglich an die Muttermilch angepasst ist. Pre-Nahrung kann bis zum 1. Lebensjahr gegeben werden. Ähnlich wie bei der Muttermilch kann das Baby davon so viel trinken, wie es möchte. »Pre« ist die Abkürzung für »prebiotisch«.

Daneben gibt es auch HA-Nahrung. HA ist die Abkürzung für »hypoallergene Säuglingsmilch«. Sie zeichnet sich dadurch aus, dass die Milchproteine, die Allergien auslösen können, aufgespalten sind. Neben der Muttermilch ist diese für allergiegefährdete Babys am besten geeignet.

Babysprache verstehen

Solange du noch im Krankenhaus bist, nutze jede Minute mit dem Baby, um seine Körpersprache kennenzulernen. Grundsätzlich weiß jede Mutter intuitiv die Körpersignale ihres Kindes zu deuten. Da wir in einem Zeitalter des Perfektionismus leben, trauen manche Frauen, vor allem die besonders gut informierten, ihrer Intuition nicht. Die Hormone verändern vorübergehend die emotionale Konstitution. Dadurch sind die Mütter sensibler und leichter zu verunsichern. Oft genügt eine beiläufige Bemerkung, um das ganze Selbstwertgefühl ins Wanken zu bringen.

Wer die Körpersprache seines Kindes zu deuten weiß, erkennt sofort, ob das Kind hungrig oder satt ist oder Blähungen hat. Zunächst erkläre ich dir die Körpersprache des hungrigen Säuglings.

Vorboten des Hungers

Dein Baby signalisiert mit Saugbewegungen, Schmatzen und Bewegungen der Zunge, dass es bald trinken möchte. Auch Lecken an der Lippe ist ein Indiz für beginnenden Hunger. Ebenso sind suchende Kopfbewegungen Aufforderungen, angelegt zu werden. Das Anlegen wird keine Probleme machen, wenn du diese Hinweise ernst nimmst.

Dramatische Zeichen des Hungers

Anders ist es, wenn dir dein Kind dramatische Hungerzeichen zeigt, denn da ist schon »Feuer unterm Dach«. Dramatische Zeichen des Hungers sind lautes Schreien, zu Fäusten geballte Händchen und die Faust im Mund. In dieser Phase des Hungers sind Babys oft ungeduldig und schwer anzulegen. Manchmal ist es besser, das Kind erst zu beruhigen, bevor man es anlegt.

Körpersprache des satten Säuglings

Bei einem satten Säugling, der auf dem Rücken liegt, wölbt sich sein gut gefülltes Bäuchlein wie bei einem »Fröschlein« links und rechts nach außen. Das ist ein gutes Indiz, dass das Baby genug Milch getrunken hat.

Auch die Körperspannung des Babys kann Hinweise geben, ob es genug getrunken hat: Hängen die Arme deines Babys nach dem Stillen locker nach unten und sind seine Händchen offen, zeigt dies, dass das Stillen erfolgreich war. Manchmal hängt auch das Köpfchen zur Seite. Sind die Gesichtszüge dann entspannt und rinnt ein Tropfen Muttermilch aus dem Mundwinkel, ist dein Kind bestimmt satt. Die Augenlider schließen sich und es fällt in den Schlaf.

Hat dein Baby jedoch nach dem Trinken beide Fäustchen fest geschlossen und führt diese zum Mund, ist es bestimmt noch hungrig.

Unterschied zwischen Blähungen und Hunger

Bei einer Blähung ist das Bäuchlein wie ein Luftballon aufgebläht und die Bauchdecke ist verhärtet. Klopft man vorsichtig mit dem Finger auf das Bäuchlein, hört es sich hohl und dumpf an, ähnlich wie bei einer Trommel. Das Baby hat einen roten Kopf, strampelt mit Armen und Beinen und schreit. Es lässt sich nicht anlegen und ist nur schwer zu beruhigen. Blähungen treten meist einige Zeit nach dem Anlegen auf. Dein Baby schläft zunächst satt ein und wird dann durch den Bauchschmerz aus dem Schlaf gerissen. Manch-

Winde lösen

Nimm dein Baby so in den Arm, dass sein Bauch an deinem Bauch liegt. Klopfe ihm sanft auf den Po und mache leichte Schaukelbewegungen. Das geht am besten, wenn du stehst. Du kannst dabei auch im Zimmer herumgehen. Durch das leichte Klopfen am Po lösen sich oft Winde.
Oder du legst dein Baby auf den Rücken und umfasst seine beiden Füßchen mit der rechten Hand. Drücke die Beinchen Richtung Knie und mache kreisende Bewegungen.

Unterschiede zwischen Blähungen und Hunger

Blähungen	**Hunger**
Bauch aufgebläht wie ein Luftballon.	Bauch eher flach, Magengrube eingesenkt.
Baby strampelt mit den Armen und Beinen.	Baby ballt die Fäuste und steckt sie in den Mund.
Baby lässt sich nicht anlegen.	Baby lässt sich anlegen.
Köpfchen ist rot.	Gesichtsfarbe ist normal.
Weinen kommt und geht.	Weinen wird durch das Anlegen beendet.
Beine sind angezogen.	Beine sind locker gespreizt.

mal hilft ein kurzes Hochnehmen und dein Kind macht ein Bäuerchen, wenn die Luft noch in der Speiseröhre steckt.

Was hilft gegen Blähungen?

Leider gibt es nicht immer eine Lösung. Aus meiner Erfahrung hier aber ein paar Tipps, die du ausprobieren kannst:

- Socken anziehen, damit die Füße warm sind.
- Ein warmes Traubenkernsäckchen (oder Ähnliches) auf den Bauch oder zu den Füßen legen.
- Beim Stillen nicht zu oft unterbrechen, eine Brust leer trinken lassen.
- Tropfen, die die Luft im Bauch binden (Wirkstoff: Simeticon)
- Tropfen, die die Darmflora unterstützen
- Zäpfchen, die schmerzlindernd wirken
- Kümmelzäpfchen
- Bäuchlein-Öl für eine Bauchmassage
- Babymassagekurse

Wenn die Bauchschmerzen oft auftreten oder du unsicher bist, frage deinen Kinderarzt.

Babyblues und postpartale Depression

Schlafmangel trübt manchmal die Freude über das Baby. Überforderung, die zu Traurigkeit führt, kann in eine depressive Verstimmung übergehen. Tritt diese nach der Geburt auf und geht von selbst innerhalb der ersten 10 Tage wieder weg, spricht man von einem Babyblues. Frauen, die einen Babyblues haben, sind energielos, aber auch übertrieben fürsorglich, lassen sich nicht gern helfen, haben Stimmungsschwankungen, sind leicht reizbar und unkonzentriert, können kaum schlafen, sind appetitlos und reagieren übersensibel. Sie haben das Gefühl, zu versagen und fühlen sich überfordert. Die Ursache dafür kann ein Mangel an Progesteron und Östrogen sein, da nach der Geburt die Plazentahormone wegfallen.

Treten Babyblues-Symptome auf, ist es hilfreich, Gespräche mit Freundinnen zu suchen, die schon Babys haben. Du wirst sehen, dass du nicht die einzige Frau bist, die solche Gefühle nach der Geburt hat. Sobald du darüber sprechen kannst, hast du schon den ersten Schritt gemacht, dich diesen Gefühlen zu stellen. Zu schweigen und zu hoffen, dass niemand bemerkt, wie es dir geht, kann dazu führen, dass du aus dem negativen Gedankenkarussell nicht mehr herauskommst.

Manchmal hilft es auch, die Gesamtsituation mit Abstand zu betrachten. Stell dir vor, du seist eine liebe Freundin, die zu dir sagt: »Stopp! Schau auf dich – lass dir helfen. Du bist eine gute Mutter. Dein Baby fühlt sich wohl bei dir. Du brauchst nur eine kleine Pause.«

Wenn dein Baby satt ist, lass es bei Papa oder Oma und schlaf dich bis zum nächsten Stillen aus. Wenn du dich von deinem Baby nicht trennen kannst, dann schlafe, wenn dein Baby schläft, und lass dir im Haushalt helfen.

Triff dich in Babyrunden mit anderen Müttern, das wird dich auf andere Gedanken bringen. Spazieren gehen im Park an der frischen Luft ist auch eine Möglichkeit, den Alltag zu gestalten und Auszeiten zu nehmen.

Manchmal hilft es, wenn du Nahrungsmittel zu dir nimmst, die reich an östrogenartigen Phytohormonen sind, zum Beispiel Trockenfrüchte wie Datteln, Leinsamen, Hafer, Getreidemüsli, Soja-Produkte und Tofu. Diese östrogenartigen Phytohormone wirken in eingeschränkter Weise ähnlich wie menschliche Hormone.

Bist du über Wochen im Ausnahmezustand und bessert sich dieser Zustand trotz Gesprächen und Unterstützung nicht, könnte dies ein Hinweis auf eine postpartale Depression sein. Dann ist es wichtig, dass du dich in ärztliche Behandlung begibst. Hebamme, Gynäkologe oder Hausarzt sind die erste Anlaufstelle. Spezialisierte Psychotherapeuten können Mütter in dieser schwierigen Zeit begleiten und unterstützen. In Städten gibt es Kontaktstellen, die psychotherapeutische Behandlungen anbieten. In peripartalen Spezialzentren der Krankenhäuser können Mütter mit ihren Babys stationär therapiert werden.

Selfconfidence

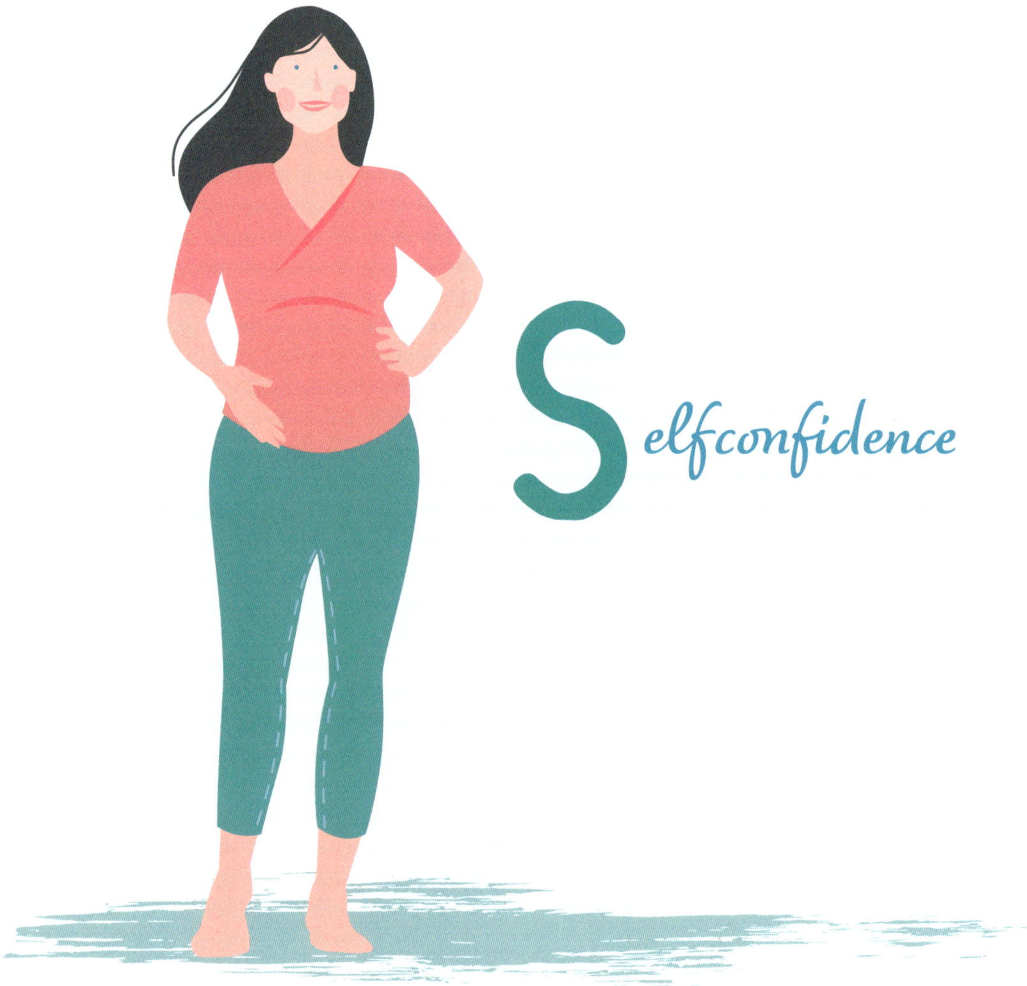

Du schaffst das!

Zum Schluss möchten wir dein Selbstbewusstsein noch einmal stärken. Sieh die Geburt als positive Herausforderung an, am Ende wirst du mit deinem Kind belohnt.

Angst zu nehmen und Selbstbewusstsein zu stärken, ist die Basis meiner Geburtsbegleitung. Die FEARLESS-Methode hat das Ziel, dir Ängste zu nehmen, damit du vertrauensvoll, mit guter Atemtechnik, achtsam, mit trainiertem Beckenboden, mit Freude, bestärkt, unterstützt und selbstbewusst in die Geburt gehst.

Wer wissend ist, kann sich seinen Ängsten stellen und frei entscheiden. Angst ist oft die Folge von Unwissenheit. Deshalb haben wir dir vieles erklärt, was du über die Schwangerschaft, die Geburt und die ersten Tage mit dem Baby wissen solltest. Die Kernaussagen der einzelnen Kapitel hatten das Ziel, dein Selbstbewusstsein zu stärken und dich auf deinem Weg zur Wunschgeburt zu begleiten. Hier fassen wir die Kernaussagen noch einmal kurz zusammen:

Faithful: In diesem Kapitel haben wir dir die Schwangerschaft aus verschiedenen Perspektiven gezeigt. Wir haben die Veränderungen in der Schwangerschaft von unterschiedlichen Seiten beleuchtet. Das Wissen, warum körperliche Veränderungen oft mit Beschwerden verbunden sind, sollen dir Angst und Unsicherheit nehmen. Beschwerden, die in der Schwangerschaft auftreten können, kannst du nun deuten und sie vielleicht mit einem Augenzwinkern lächelnd annehmen. Denn fast alle Beschwerden in der Schwangerschaft, so unangenehm sie auch sein mögen, sind meist »normal«. (Wenn du unsicher bist, frage deinen Arzt oder deine Hebamme.)

F **Schwangerschaft ist keine Krankheit.**

Easy Breathing: In diesem Kapitel haben wir dir gezeigt, wie die Atmung in der Schwangerschaft und während der Geburt Einfluss auf dein Wohlbefinden und das deines Kindes haben kann. Entspanntes, bewusstes Atmen wirkt sich positiv auf das vegetative Nervensystem aus. Durch bewusstes Atmen kannst du Stress minimieren.

Bewusstes Atmen schafft Wohlbefinden und minimiert Stress.

Attentiveness: In diesem Kapitel hast du erfahren, wie du aktiv dazu beitragen kannst, dass es dir in der Schwangerschaft gut geht. Die Schwangerschaft und die Geburt aufmerksam, bewusst, angstfrei und achtsam zu erleben, ermöglicht es dir, diese besonderen Lebensabschnitte gelassen zu meistern. Eine gesunde, bewusste Ernährung hilft, Schwangerschaftsbeschwerden entgegenzuwirken. Moderate sportliche Betätigung stärkt dein Wohlbefinden und bereitet deinen Körper auf die Geburt vor.

Achtsamer Umgang mit dem Körper stärkt dein Wohlbefinden. Achtsamkeit gibt Gelassenheit.

Relaxed Pelvic Floor: In diesem Kapitel haben wir dir gezeigt, wie du mit einer bewussten Atmung Einfluss auf deinen Beckenboden nehmen kannst. Verstehst du die Funktionen und den Aufbau des Beckenbodens, kannst du in der letzten Phase der Geburt den Beckenboden bewusst loslassen, um deinem Kind das Tor zur Welt zu öffnen. Das Wissen um die Funktion des Beckenbodens ist die Basis für ein gezieltes Beckenbodentraining. Ein trainierter Beckenboden stärkt deine Mitte, gibt dir ein gutes Körpergefühl und wirkt einer Beckenbodenschwäche im Alter entgegen.

Das Wissen um die Funktionen des Beckenbodens erleichtert die Geburt.

Looking forward: In diesem Kapitel hast du die Grundlagen der Geburt, der Babypflege, des Stillens und des Wochenbetts erfahren. All das soll dir Sicherheit und Zuversicht geben, damit du dich gut informiert auf das Abenteuer Geburt und die Zeit mit dem Baby freuen kannst.

Information gibt Sicherheit und stärkt die Vorfreude auf das Abenteuer Baby.

Empowerment: In diesem Kapitel haben wir dir gezeigt, wie du die Signale deines Körpers besser verstehen und deuten kannst. Das soll dir helfen, geduldig zu bleiben, um den natürlichen Geburtsbeginn abwarten zu können.

Wissen macht geduldig. Geburtshilfe ist Geduldshilfe.

Support: In diesem Kapitel haben wir dir verschiedene Wege vorgestellt, wie eine Geburt ablaufen kann und wo du Hilfe und Unterstützung bekommst. Diese Informationen sollen dir bei der Entscheidungsfindung für deinen persönlichen Weg helfen.

S **Viele Wege führen zur Wunschgeburt.**

Selfconfidence: In diesem Kapitel haben wir kurz die Kernaussagen der FEARLESS-Methode zusammengefasst. Die Kernaussagen der einzelnen Kapitel sind die Basis für ein selbstbewusstes, selbstbestimmtes Handeln. Dieses Wissen soll dich stärken, auf deinem Weg angstfrei die für dich richtigen Entscheidungen zur Wunschgeburt zu treffen. Es gibt viele Wahrheiten und nicht nur eine Methode ist die richtige. Deine Entscheidungsfindung für deine Wunschgeburt soll durch FEARLESS gestärkt werden. Die verschiedenen Geburtsberichte (ab Seite 154) sollen dir zeigen, wie vielfältig Geburten sein können.

S **Selbstbewusstsein ebnet den Weg zur Wunschgeburt.**

Die FEARLESS-Methode kurzgefasst

Faithful: wissend und vertrauensvoll die Schwangerschaft erleben
Easy Breathing: bewusst entspannt atmen
Attentiveness: achtsam für dich sorgen
Relaxed Pelvic Floor: bewusst den Beckenboden entspannen
Looking forward: mit Freude in den neuen Lebensabschnitt gehen
Empowerment: bestärkt warten können
Support: unterstützt sein bei der Geburt
Selfconfidence: selbstbewusst handeln

Jede Geburt ist anders

Eine Geburt ist grundsätzlich kein pathologischer Vorgang. Sie ist kein Sonntagsspaziergang, dennoch ist sie ein natürlicher Prozess und gut zu bewältigen. Frauen, die sich schon in der Schwangerschaft für eine natürliche Geburt entschieden haben, sind bereit, auch längere Geburten auf sich zu nehmen. Hältst du dein Kind in den Armen, treten die Schmerzen und Mühen in den Hintergrund.

So unterschiedlich, wie wir Menschen sind, so unterschiedlich erleben wir Geburten. Was für die eine Frau eine große Herausforderung ist, ist für die andere ein Kinderspiel. Lass dich bei deiner Entscheidungsfindung nicht von deinen Ängsten leiten. Es gibt nicht nur eine Wahrheit, sondern viele Wahrheiten. Nicht nur ein Geburtsmodus ist der richtige, sondern viele Wege führen zur Wunschgeburt.

Die Sicherheit von Mutter und Kind hat während der Geburt immer Vorrang. Ist Gefahr im Verzug, ist zum Schutz von Mutter und Kind ein Kaiserschnitt einer Spontangeburt immer vorzuziehen. Es gibt allerdings einen großen Rahmen, in dem eine Spontangeburt sicher für Mutter und Kind ablaufen kann. Die skandinavischen Länder (Island, Finnland, Norwegen, Dänemark, Schweden) haben im Vergleich zu den anderen europäischen Ländern eine deutlich niedrigere Kaiserschnittrate. Laut Statistik sind sie ebenfalls europaweit Vorreiter, was die Sicherheit von Mutter und Kind betrifft. Wie das Beispiel der skandinavischen Länder zeigt, kann auch eine niedrige Kaiserschnittrate die Sicherheit von Mutter und Kind gewährleisten.[81]

Ängste überwinden

Selbstbewusstsein heißt, dass du deine Ängste akzeptierst und darauf vertraust, dass sich alles zum Guten fügt. Selbstbewusstsein kann durch innere Ruhe gestärkt werden. Suche nicht im Außen nach Lösungen, sondern höre auf dein Bauchgefühl.

Selbstbewusste Frauen haben es viel leichter, ihren persönlichen Weg zur Wunschgeburt zu finden. Das Ziel meiner Geburtsvorbereitung ist es, die werdende Mutter zu stärken, damit sie sich mit ihren Ängsten auseinandersetzt und sich von niemandem verängstigen lässt.

» *Lass dich von niemandem fertigmachen, am wenigsten von dir selbst.* «

Schau dir an, was dir am meisten Angst macht, und besprich deine Ängste mit einer Hebamme. Suche den Kontakt zu Frauen, die Schwangerschaft und Geburt entspannt erlebt haben.

Stärke dein Selbstbewusstsein, indem du dir in der Schwangerschaft Gutes tust, dich gesund ernährst, Sport treibst und dich vor negativen Einflüssen schützt.

Geburtsgeschichten kritisch betrachten

Kaum ist eine Frau schwanger, wird sie mit Geburtsgeschichten überhäuft. Meist sind diese negativ behaftet. Die werdende Mutter hört sich alles »höflich und brav an« und bemerkt oft nicht gleich, wie sich dieses negative Gedankengut auch bei ihr unbewusst festsetzt. Am besten ist es, den Erzähler höflich zu stoppen. Schütze dich vor negativen Geburtsgeschichten. Habe den Mut, Stopp zu sagen.

Jede Geburt hat ihre eigene Geschichte. Auch du wirst ein anderes Geburtserlebnis haben als deine Freundin. Oft werden Geburten im Nachhinein als besonders lang und erschöpfend beschrieben. Dabei wussten die wenigsten der Erzählerinnen, dass sie sich Stunden vor dem eigentlichen Geburtsbeginn noch in der Latenzphase (Seite 85) befanden. Die unkoordinierten, noch nicht muttermundseröffnenden, Schwangerschaftswehen können sehr unangenehm sein und werden oft mit Eröffnungswehen verwechselt.

Manche Frauen beschreiben die letzte Phase vor dem Pressen als sehr heftig, empfinden das Pressen jedoch als große Erleichterung. Sie sehen ihre Geburt als sportliche Herausforderung an. Nach der gelungenen Geburt ihres Kindes sind sie stolz und selbstbewusst, es geschafft zu haben. Andere wiederum sind überrascht über diese überwältigende Urgewalt, die letztlich zur Geburt ihres Kindes führte. Aus meiner Erfahrung kann ich sagen: Auch wenn die erste Geburt länger dauert, läuft die zweite meist rascher und einfacher ab. Ab dem dritten Kind kommen Routine und Gelassenheit dazu.

Angst vor den Schmerzen?

Man kann schmerzhafte Wehen kaum schönreden. Es gibt jedoch viele Möglichkeiten, mit dem Schmerz umzugehen. Atem- und Entspannungstechniken erleichtern dir und deinem Kind die Geburt. Auch wenn du es dir jetzt noch nicht vorstellen kannst, hilft dir eine gute Atemtechnik, besser mit der Wehe umzugehen. Je mobiler du in den einzelnen Phasen der Geburt bist, umso leichter kannst du mit der Wehe kooperieren.

Beeinflusst die Angst vor den Schmerzen die Wahl deines Geburtsmodus, ist es wichtig zu erwähnen, dass es auch die Möglichkeit der Schmerzausschaltung unter der Geburt gibt. Oft kann eine Schmerzausschaltung bei langer Eröffnungsphase, die erschöpfend für Mutter und Kind sein kann, eine positive Wendung mit sich bringen.

Dazu gibt es zwei konträre Meinungen: Die eine besagt, dass eine Schmerzausschaltung mit PDA unter der Geburt nicht zu empfehlen sei. Die andere besagt, dass eine Schmerzausschaltung mit PDA nur Vorteile bringe. Aus meiner Erfahrung kann ich sagen, dass die Entscheidung zur Schmerzausschaltung situationsgebunden getroffen werden sollte. Sowohl eine Verweigerung als auch ein Aufdrängen der PDA unter der Geburt kann negative Auswirkungen auf das Geburtsempfinden der Gebärenden haben. Was für die eine die Erlösung ist, kann für die andere irritierend sein.

Gehe deinen persönlichen Weg, vertraue deiner Intuition und vertritt deine Wünsche selbstbewusst. Nur du allein entscheidest während der Geburt, ob du eine Schmerzausschaltung möchtest oder nicht.

Oft kommt es vor, dass Frauen einen Geburtsmodus wählen, der ihnen von Freundinnen empfohlen worden ist. Obwohl sie sich nicht sicher waren, haben sie aufgrund mangelnden Selbstbewusstseins und aus Unsicherheit dann einen Weg gewählt, der nicht zu ihnen passte. Daher orientiere dich nicht an Ratschlägen, die deinem Bauchgefühl widersprechen.

Selbstbewusster Umgang mit den Wehen

Versuche, die Wehe nicht als deinen Feind zu sehen, sondern als einen wichtigen Teil der Geburt, der dich deinem Kind näherbringt. Es gibt Frauen, die mit den Eröffnungswehen sehr gut umgehen können, jedoch die letzte Phase der Geburt als große Herausforderung empfin-

Ein Meilenstein in der Geschichte der klinischen Geburtshilfe

Im Januar 2021 kam eine neue S3-Leitlinie zur vaginalen Geburt heraus.[82] Federführend waren die Deutsche Gesellschaft für Gynäkologie und Geburtshilfe sowie die Deutsche Gesellschaft für Hebammenwissenschaft. Ebenso haben die Österreichischen und Schweizer Gesellschaften für Gynäkologie und Geburtshilfe und die Hebammengremien der einzelnen Länder mitgewirkt.
In dieser Leitlinie wird die 1:1-Betreuung durch eine Hebamme ab der aktiven Austrittsphase nahegelegt. In dieser Phase darf die Frau im Kreißsaal nicht allein gelassen werden. Das geburtshilfliche Team in der Klinik ist in enger Zusammenarbeit für das Wohlergehen von Mutter und Kind verantwortlich. Nicht-medikamentöse Methoden, wie Massagen, Bäder und Akupunktur, sollen vorrangig zur Schmerzlinderung angeboten werden. Im Vergleich zu Opiaten wird die PDA als effektivere Methode zur Schmerzlinderung gesehen. Die werdende Mutter soll eine gründliche Aufklärung über alle Geburtsmethoden erhalten und ihre Wünsche müssen respektiert werden. Es sollte möglich sein, dass eine vertraute Person bei der Geburt anwesend ist. Außerdem sollte ausreichend Zeit für das Bonding zur Verfügung gestellt werden.

den. Andere wiederum empfinden die Eröffnungswehen als sehr unangenehm, die Pressphase wird jedoch als erleichternd und weniger schmerzhaft wahrgenommen. Die sogenannte Übergangsphase (Seite 89), in der die letzten Zentimeter bis zum komplett eröffneten Muttermund verstreichen müssen, ist für jede Frau eine große Herausforderung.

Jede Frau empfindet den Wehenschmerz anders, der einen macht er wenig aus, für die andere ist er fast unerträglich. Wie schon im Abschnitt zu Wehenschmerzen (Seite 45) beschrieben, gibt es eine Studie, die besagt, dass jede 100. Frau aufgrund einer Genveränderung die Wehen als weniger schmerzhaft empfindet als die meisten anderen. Sei nicht enttäuscht, wenn du nicht zu dieser kleinen Gruppe gehörst. Du bist deshalb nicht wehleidig. Schmerzempfindung hängt auch von der Tagesverfassung ab. Stress und Angst kann Schmerz verstärken. Lass dich nicht stressen und versuche, bei dir zu bleiben.

Auswahl der Geburtsklinik

Vertraue deiner Intuition auch bei der Wahl des Geburtsortes. Suche dir bewusst einen Geburtsort aus, wo du unterstützt wirst und dir deine Ängste genommen werden.

Ist dein Ziel eine natürliche Geburt, dann suche dir eine Klinik aus, in der die natürliche Geburt gelebt wird. Planst du eine Spontangeburt mit der Option der Schmerzausschaltung, suche eine Klinik aus, in der routinemäßig PDAs angewendet werden. Auch die Kaiserschnittraten der einzelnen Kliniken geben Hinweise darüber, wie Geburtshilfe gelebt wird.

Wähle ein Umfeld, das dich in deinem gewünschten Geburtsmodus bestärkt und unterstützt. Wenn dein Partner dich bei der Geburt nicht begleiten kann oder will, nimm eine vertraute Person, die dich entspannen kann, mit in den Kreißsaal. In vielen Krankenhäusern ist es auch möglich, die eigene Hebamme mitzubringen. Das hat den Vorteil, dass sie dir vertraut ist, sie deine Wünsche kennt und dich auch weiter im Wochenbett begleitet.

So viele kleine biologische Puzzlesteine in der Schwangerschaft waren notwendig, damit sich dein Kind so wunderbar entwickelt hat und jetzt bereit ist, mit dir zusammen den Weg der Geburt zu gehen. Die letzte Hürde schafft ihr nun auch noch gemeinsam.

Geburtsberichte

Folgende Geburtsberichte aus meiner Hebammentätigkeit sollen zeigen, wie vielfältig Geburten ablaufen können. Vertraue deinem Körper. Natürliche Abläufe brauchen ihre Zeit. Gehe angstfrei und offen in deine Geburt – FEARLESS!

Hebamme Johanna

Bewusste Entscheidung für die schmerzfreie Geburt

» *Ich erinnere mich noch gut an eine sehr ängstliche junge Mutter, die in der ersten Schwangerschaft stark verunsichert war. Ich konnte sie überzeugen, sich statt für einen geplanten Kaiserschnitt für eine Spontangeburt zu entscheiden. Da sie absolut keinen Schmerz wollte, kam für sie nur eine Geburt mit PDA infrage. Die Geburt verlief komplikationslos. Es folgten noch drei weitere Kinder, die sie ohne Probleme spontan auf die Welt brachte. Nach dem vierten Kind schrieb sie mir in einem Dankesbrief: »Johanna, nur deinetwegen habe ich vier Söhne.« Ich antwortete ihr: »Nein, nicht ich, sondern dein Mann ist dafür verantwortlich.«* «

Hebamme Johanna

Wunschkaiserschnitt geplant und spontan entbunden

» *In einem Nachtdienst kam eine junge Frau mit starken Wehen. Sie sagte mir gleich beim Eingang: »Bitte alles für die Sectio vorbereiten, ich will keine Schmerzen und habe deshalb den Kaiserschnitt gewählt.« Da sie mir fast pressend erschien, untersuchte ich sie und tastete schon das Köpfchen ihres Kindes, das im Begriff war, ins kleine Becken einzutreten. Ich sagte ihr: »Das Kind wird bald da sein, ich verspreche, dass es so schmerzarm wie möglich zur Welt kommen wird.« Es wurde rasch eine PDA gemacht und vierzig Minuten später war das Kind mit einer Presswehe geboren. Diese Frau ging dann mittags mit ihrem Kind nach Hause. Zwei Jahre später war sie wieder schwanger und freute sich auf die Geburt ihres zweiten Kindes. Von Wunschkaiserschnitt war keine Rede mehr.* «

Sarah

Kaiserschnitt trotz komplett eröffneten Muttermundes

» *Ich hatte einen Kaiserschnitt, über den in der letzten Phase der Geburt entschieden wurde. Mein Kind lag mit der Nase nach oben und konnte nicht tiefertreten. Im Geburtsvorbereitungskurs hatte man mich und meinen Mann auf diese Situation vorbereitet und uns erklärt, dass dies im schlimmsten Fall passieren könne.*

Plötzlich hatte ich Angst, da alles bis zu dieser Entscheidung ruhig und entspannt abgelaufen war. Auf dem OP-Tisch wurde noch ein Saugglockenversuch gemacht, aber der Kopf meiner Tochter bewegte sich nicht. Ich fühlte mich erschöpft. Als man beim Kaiserschnitt mein Kind hochhob, war mir übel und ich musste mich übergeben. Am Ende war es aber weniger unangenehm als bei meiner Blinddarm-OP. Ich hatte erwartet, dass der Kaiserschnitt schlimmer sein würde, als er tatsächlich war.

Die ersten zwei Tage nach der Sectio waren die schlimmsten. Ich konnte mich nicht so gut bewegen, hatte daher Schwierigkeiten, mein Kind anzulegen, und brauchte Hilfe. Am dritten Tag schaffte ich das Anlegen allein. Von da an hatte ich kaum mehr Schmerzen beim Aufstehen. Ich hatte nicht mit dem Kaiserschnitt gerechnet, war enttäuscht, aber nicht verzweifelt. Es hat mir sehr geholfen, in jeder Phase, egal was war, entspannt zu bleiben. Letztendlich ist alles gut ausgegangen und mein Kind kam gesund zur Welt. «

Anne

Natürliche Geburt, obwohl die erste Geburt ein Kaiserschnitt war

» *Die Ärzte sagten mir in der ersten Schwangerschaft, mein Becken sei zu klein. Ich war ängstlich und verunsichert, da ich mir so sehr eine natürliche Geburt wünschte. Als ich drei Tage nach dem errechneten Geburtstermin noch immer keine Wehen bekam, drängte mein Arzt auf die Einleitung. Bei etwa 4 cm Muttermundseröffnung war die Herzfrequenz meines Kindes während der Wehe auffällig und die Entscheidung fiel für den Kaiserschnitt.*

In der zweiten Schwangerschaft wechselte ich aus diesem Grund meinen Arzt. Mein zweites Kind ließ auch auf sich warten. Aufgrund meiner Vorgeschichte war eine Einleitung keine Option. Die letzten Tage vor der Geburt erlebte ich sehr emotional und ich habe viel geweint. Ich habe dagegen angekämpft, um nicht schon wieder einen Kaiserschnitt haben zu müssen. Ich ging viel spazieren, pflanzte im Garten kniend nach vorn gebeugt noch Blumen ein. Mein Mann tröstete mich und sagte, wenn es sein muss, ist auch der Kaiserschnitt eine gute Option, unser Kind auf die Welt zu bringen.

Fünf Tage nach dem errechneten Termin gingen die Wehen auf einmal von allein los. Nachdem sie stärker geworden waren, sind wir in die Klinik gefahren. Im Auto hatte ich schon alle zwei Minuten Wehen. Ich bin kaum die Treppen zum Kreißsaal hinaufgekommen. Als meine Hebamme mich empfing, meinte sie bei der Untersuchung, das Köpfchen sei noch recht hoch. Kurze Zeit später ist meine Fruchtblase geplatzt. Eine halbe Stunde danach hatte ich Presswehen und meine Tochter war nach zwei Presswehen da. Ich konnte es nicht fassen. Von der Aufnahme in die Klinik bis hin zur Geburt waren nur 45 Minuten vergangen. Ein Jahr später bekam ich unser drittes Kind. Auch diese Geburt verlief so schnell und natürlich wie die zweite. «

Viktoria

Gemeinsam die Geburt erleben

» *Die natürliche Geburt nach meinem Kaiserschnitt war eine schöne Erfahrung für mich. Die Atemtechnik hat mir sehr geholfen. Mein Mann hat mit mir mitgeatmet. Zu hören, wie er atmet, hat mir geholfen, nicht aus dem Atemrhythmus zu kommen. Als die Hebamme sagte, ich dürfe noch nicht mitpressen, haben wir gemeinsam die Lokomotive getönt. Ich bin sehr froh, dass mein Mann an meiner Seite war. Die Geburt unseres Kindes hat uns als Paar noch mehr zusammengeschweißt.* «

Elizabeth

Das Kind bei der Geburt nicht gefährden

» *Wenn es den Kaiserschnitt nicht gegeben hätte, wäre mein Kind nicht gesund auf die Welt gekommen. Da die Herztöne meines Kindes während der Wehen immer runtergegangen sind und man ja Wehen braucht, damit die Geburt weitergeht, wurde ein Kaiserschnitt gemacht. Dabei stellte sich heraus, dass mein Kind die Nabelschnur mehrmals um den Hals hatte. Ich bin glücklich, dass es diese Methode gibt und mein Kind gesund zur Welt kam.* «

Hebamme Johanna

Spontane Zwillingsgeburt

» *Heutzutage sind spontane Zwillingsgeburten eine Ausnahme, zu Beginn meiner Tätigkeit in den 1980er-Jahren waren sie an der Tagesordnung. Die meisten spontanen Zwillingsgeburten finden in Kliniken statt, die auch eine*

Abteilung für Frühgeborene und kranke Neugeborene (Neonatologie) haben. Bei der Geburt, von der ich hier erzähle, war allerdings ein Kaiserschnitt in einem privaten Krankenhaus geplant.

Die werdende Mutter kam am festgelegten Tag mit Wehen in die Klinik. Bei der Untersuchung wurde festgestellt, dass der Muttermund schon weit geöffnet war und dass sich das Köpfchen des ersten Kindes schon tief im Becken befand. Beiden Kindern ging es während der Wehentätigkeit immer gut und die Mutter entschied sich, es spontan zu probieren. Sie erhielt eine PDA, damit bei Problemen sofort agiert werden könnte. Das erste Kind kam nach rascher Muttermundseröffnung drei Stunden nach Geburtsbeginn. Es war ein kleines Mädchen. Ihr kleiner Bruder brauchte einige Zeit, bis sein Köpfchen den Beckeneingang erreichte. Da es ihm gut ging und seine Fruchtblase noch erhalten war, hatten wir keine Eile. Es dauerte einige Minuten, bis auch er ins kleine Becken eingetreten war. Vorsichtig wurde die Fruchtblase geöffnet. Das kindliche Köpfchen war nun gut sichtbar, dennoch dauerte es zwei Presswehen, bis das Kind geboren war. Der Kinderarzt war mit den Vitalwerten beider Kinder sehr zufrieden. Die Mutter konnte sie beide noch im Kreißsaal anlegen und ist nach der Geburt zu Fuß ins Zimmer gegangen. «

Jane

Angst vor der Geburt überwunden

» *Bei meinem ersten Kind entschied ich mich aus Angst vor Komplikationen für einen geplanten Kaiserschnitt. Er verlief allerdings nicht so, wie ich es mir vorgestellt hatte. Nach dem Kaiserschnitt fühlte ich mich lange Zeit eingeschränkt und konnte mein Baby nicht so genießen. Als ich mich dann in der zweiten Schwangerschaft für die Spontangeburt entschied, unterstützten mich mein Arzt und meine Hebamme dabei. Die Geburt verlief komplikationslos und ich war stolz, dass ich das geschafft hatte. Ich hatte das Gefühl, dass ich was geleistet hatte: Mein Mann hatte das Feuer gemacht, ich habe ein Kind auf die Welt gebracht. Die Spontangeburt hat mich im Muttersein gestärkt und ich habe meine Angst vor der Geburt überwunden.* «

Service

Literaturhinweise

Bungeroth: Basics Pulmologie. Urban-Fischer, 2005, S. 1–9

Coad, Dunstall: Anatomie und Physiologie für die Geburtshilfe. Urban-Fischer, 2007

Cunningham, et al. (Hg.): Williams Obstetrics. 25. Auflage. McGraw-Hill, 2018

Heller: Geburtsvorbereitung Methode Meine-Heller. Thieme, 1998

Illing: Kinderheilkunde für Hebammen. 6. Auflage. Hippokrates, 2018

Kiechle: Gynäkologie und Geburtshilfe. Elsevier 2011

Pape, Kurz, Silbernagel: Physiologie. Thieme, 2019

Rath, Gembruch, Schmidt: Geburtshilfe und Perinatalmedizin. 2. Auflage. Thieme, 2010

Rockenschaub: Gebären ohne Aberglauben. Fibel und Plädoyer für die Hebammenkunst. 3. Auflage. Facultas, 2005

Schmid: Der Geburtsschmerz. 2. Auflage. Hippokrates, 2005

Schneider, Husslein, Schneider: Die Geburtshilfe. Springer, 2006

Zalpour: Anatomie und Physiologie. 4. Auflage. Elsevier, 2016

Quellenangaben

1 Edelstein et al.: Prenatal hormones in first time expectant parents: Longitudinal changes and within couple correlations. American Journal of Human Biology Volume 27, Issue 3, 2014.
2 Gloger-Tippelt: Schwangerschaft und erste Geburt. Psychologische Veränderungen der Eltern. Kohlhammer, 1988.
3 Kläser: Regenbogenfamilien – Möglichkeiten für Lesben und Schwule bei der Erziehung von Kindern. Uni Heidelberg: Dissertation, 2010.
4 Coad, Dunstall: Anatomie und Physiologie für die Geburtshilfe. Urban-Fischer, 2007, S. 288.
5 Brown, Gallery: Volume homeostasis in normal pregnancy and pre-eclampsia: physiology and clinical implications. Bailliere's Clinics in Obstetrics and Gynaecology 8, 1994, S. 287–310. Duvekot et al.: Early pregnancy changes in hemodynamics and volumne homeostasis are consecutive adjustments triggered by a primary fall in systemic vascular tone. American Journal of Obstetrics and Gynecology 169(6), 1993, S. 1382–1392.
6 Brunner et al.: Changes in sleep and sleep electroencephalogram during pregnancy. Sleep 17(1), 1994, S. 576–582.
7 Bowen et al.: Volume homeostasis in normal pregnancy and pre-eclampsia: physiology and clinical implications. Bailliere's Clinics in Obstetrics and Gynaecology 8, 1994, S. 287–310.
8 Coad, 2007.
9 Coad, 2007.
10 Flaxman et al.: Morning sickness: a mechanism for protecting mother and embryo. Quarterly Review of Biology 75, 2000, S. 113–148.
11 Huxley: Nausea and vomiting in early pregnancy: its role in placental development. Obstetrics and Gynecology 95, 2000, S. 779–782.
12 Korsten-Reck: Schwangerschaft und Sport, Deutsche Zeitschrift für Sportmedizin 60, 2009, S. 117–121.
13 Brunner et al, 1994.
14 Blackburn: Maternal, fetal and neonatal physiology: a clinical perspective. 2nd edn. Saunders, Philadelphia, 2003.
15 de Swiet: The cardiovascular system. In: Chamberlain G, Broughton Pipken (eds). Clinical physiology in obstetrics, 3rd, edn. Blackwell-Oxford 1989, S. 111–128.
16 Partanen et al: Prenatal Music Exposure Induces Long-Term Neural Effects, PLOS ONE, 2013, e78946.
17 Schaal et al: Human foetuses learn odours from their pregnant mother's diet. Chemical Senses. 25(6), 2000, S. 729–737.
18 Marx, Nagy: Fetal Behavioural Responses to Maternal Voice and Touch, PLOS ONE, 2015, DOI:10.1371/journal.pone.0129118.
19 Blackburn, 2003.
20 de Swiet, 1998.
21 Blackburn, 2003.
22 Coad, Dunstall, 2007.
23 Prabhabkar, Peng: Peripheral chemoreceptors in health and disease. Journal of Applied Physiology 96, 2004, S. 359–366.
24 Ledermaier: Der Uterusmuskel in der Schwangerschaft. Arch. Gynk. 1959, 192, S. 109–128.
25 Cottle: Nasal breathing pressures and cardio-pulmonary illness. Eye Ear Nose Throat Mon. 1972 Sep;51(9), S. 331–40. PubMed PMID: 5068888.
26 Sutton, Scott: Die Optimierung der Kindslage. Hippokrates 2001, S. 34.
27 Van Leeuwen et al.: Influence of paced maternal breathing on fetal-maternal heart rate coordination, Proc Natl. Acad Sci USA, 2009: 106(33) S. 13661–13666.
28 CTG steht für Kardiotokografie. Gemessen wird die Herzfrequenz und die Wehentätigkeit der Mutter.
29 Dick-Read: Mutterwerden ohne Schmerz, 20. Aufl. Hoffmann & Campe, 1977.
30 Lee at al: Human labor pain is influenced by voltage-gated potassium channel Kv6.4 Subunit. Cell Rep. 2020: 32(3): 107941.
31 Kabat-Zinn: Mindfulness-Based Stress-Reduction-Programm: MBSR, 1979.
32 Kabat-Zinn: Jeder Augenblick kann dein Lehrer sein: 100 Momente der Achtsamkeit. O.W. Barth, 2014.
33 Baracke: Der achtsame Weg durch Schwangerschaft und Geburt. 3. Auflage. Arbor, 2018.

34 Esch: Die neuronale Basis von Meditation und Achtsamkeit. SUCHT, 60 (1), 2014, S. 21–28.
35 Flaxman, Sherman: Morning sickness: a mechanism for protecting mother and embryo. Quarterly Review of Biology 75, 200, S. 113–148.
Coad, 2007, S. 303.
36 Deutsche Gesellschaft für Ernährung: www.dge.de
37 Balbontin: Herbal Medicinal Product Use During Pregnancy and the Postnatal Period. Obstetrics & Gynecology, 133(5), 2019, S. 920–932.
38 Balbotin, 2019.
39 Trabace: »Natural« relief of pregnancy-related symptoms and neonatal outcomes: above all do no harm. J Ethnopharmacol 174, 2015, S. 396–402.
40 Trabace, 2015
41 Nordeng: Use of herbal drugs during pregnancy among 600 Norwegian women in relation to concurrent use of conventional drugs and pregnancy outcome, Complement Ther Clin Pract Aug; 17(3), 2011, S. 147–51.
42 Räikkönen: Maternal Licorice Consumption During Pregnancy and Pubertal, Cognitive, and Psychiatric Outcomes in Children, American Journal of Epidemiology, Volume 185, Issue 5, 1 March 2017, S. 317–328.
43 Sengpiel: Maternal caffeine intake during pregnancy is associated with birth weight but not with gestational length: results from a large prospective observational cohort study, BMC Medicine 2013, 11–42.
44 Koletzko et al.: Diet and Lifestyle Before and During Pregnancy-Practical Recommendations of the Germany-wide healthy Start-Young Family Network. Geburtsh Frauenheilk. 78 (12), 2018, S. 1262–1282.
45 Clapp: Exercise during pregnancy. A clinical update. Clinics in Sports Medicine 19, 2000, S. 273–286.
46 de Swiet: The cardiovascular system. In: Chamberlain G, Broughton Pipken (eds). Clinical physiology in obstetrics, 3rd, edn. Blackwell-Oxford, 1998, S. 111–128.
47 Clapp, 2000.
48 Jarksi, Tribert: The risks and benefits of exercise during pregnancy. Journal of Family Practice 30, 1990, S. 185–189.
49 Niermeier: The pregnant altitude visitor. Advances in Experimental Medicine and Biology 474, 1999, S. 65–77.
50 Barakat et al.: Exercise during pregnancy is associated with a shorter duration of labor. A randomized clinical trial, EJOG, Vol. 224, 2018, S. 33–40.
51 Vargas-Terrones: Physical exercise programme during pregnancy decreases perinatal depression risk: a randomised controlled trial. British Journal of Sports Medicine 53, 2019, S. 348–353.
52 Mascio et al.: Exercise during pregnancy in normal-weight women and risk of preterm birth: a systematic review and meta-analysis of randomized controlled trials. Am J Obstet Gynecol. Nov;215(5), 2016, S. 561–571.
53 Coad, 2007, S. 288.
Korsten-Reck: Schwangerschaft und Sport. Deutsche Zeitschrift für Sportmedizin 60, 2009, S. 117–121.
54 Ruth Menne (1913–1986) war eine der Ersten, die moderne Geburtsvorbereitungskurse in Deutschland leitete. Angela Heller, die mit ihr wirkte, entwickelte auf der Basis des Konzeptes von Ruth Menne ein ganzkörperbezogenes funktionelles Konzept der Geburtsvorbereitung, die Methode Menne-Heller. Angela Heller ist auch Vorreiterin des Beckenbodentrainings und unterrichtet ihre Methode im deutschsprachigen Raum.
Heller: Geburtsvorbereitung Methode Menne-Heller. Thieme, 1998.
55 Gosling, Dixon, Humpherson: Functional anatomy of the urinary tract. Churchill Livingstone, 1983, S. 4–12.
56 Heller, 1998.
57 Heller, 1998.
58 Liebl: Schieben versus Power-Pressen: Studien belegen die Überlegenheit des Schiebens. In: Die Hebamme, 23(04), 2010, S. 214–217.
Beynon: The normal second stage of labour; a plea for reform in its conduct. J Obstet Gynaecol Br Emp 1957 Dec;64(6), S. 815–20. doi: 10.1111/j.1471-0528.1957.tb08483.x.
59 Schwärzler: Beckenbodenprobleme – auch bei Zustand nach Sectio. In: Die Hebamme 2012, S. 193–196.
60 Buchsbaum et al: Prevalence of Urinary Incontinence and Associated Risk Factors in a Cohort of Nuns.

The American College of Obstetricians and Gynecologists. 100 (2), 2002, S. 226–229.
61 Buchsbaum et al.: Urinary incontinence in nulliparous women and their parous sisters. Obstet Gynecol. 106(6), 2005, S. 1253–1258.
62 Rortveit et al.: Urinary incontinence after vaginal delivery or cesarean section, N Engl J Med. 348(10), 2003, S. 900–907.
63 Schwärzler, 2012.
64 Rockenschaub: Gebären ohne Aberglaube. Plädoyer für die Hebammenkunst. 3. Auflage. Facultas, 2005.
65 Oladapo: Cervical dilatation patterns of ›low-risk‹ women with spontaneous labour and normal perinatal outcomes: a systematic review, BJOG. 2018 Jul;125(8), S. 944–954. doi: 10.1111/1471-0528.14930.
66 Kunz, Lönnerdal: Re-evaluation of the whey protein/casein ratio of human milk. Acta Paediatr. 1992;81(2), S. 107–112.
67 Neville et al.: Studies in human lactation: milk volumes in lactating women during the onset of lactation and full lactation. Am J Clin Nutr. 1988;48(6), S. 1375–1386.
68 Kent et al.: Breast volume and milk production during extended lactation in women. Exp Physiol. 1999;84(2), S. 435–447.
69 Freud: Das Lesebuch. Schriften aus vier Jahrzehnten. Fischer, 2006.
70 Huseynov, Zollikofer, Coudyzer: Developmental evidence for obstetric adaptation of the human female pelvis. Proc Natl Acad Sci USA, 2015, May 10;113(19), S. 5227–5232.
71 Rosenberger, Kiss: Vorzeitiger Blasensprung am Termin. espringer, 2020: www.springermedizin.de/emedpedia/die-geburtshilfe/vorzeitiger-blasensprung-am-termin?epediaDoi=10.1007%2F978-3-662-44369-9_32. (Zugriffsdatum: 6.4.2021)
72 Ferguson: A study of the motility of the intact uterus at term. In: Surgical and Gynecological Obstetrics, Nr. 73, 1941, S. 359–366.
Fuchs et al.: Oxytocin and the timing of parturition. Influence of oxytocin receptor gene expression, oxytocin secretion, and oxytocin-induced prostaglandin F2 and E2 release. Adv Exp Med Biol 1995. 395, S. 405–420.
73 Husslein: Pregnancy and Plasmaoxytocin-Levels. Journal of Perinatal Medicine 1985, 13, S. 314–315.
74 Fowden et al.: Nutritional regulation of uteroplacental prostaglandin production and metabolism in pregnant ewes and mares during late gestation. Exp Clin Endocrinol 1994, 102(3), S. 212–21.
75 Washburn: Tools and human evolution. Sci Am 1960, 203, S. 63–75.
76 Dunsworth, Warrener et al.: Metabolic hypothesis for human altriciality. PNAS 2012, 109(38), S. 15212–15216.
Dunsworth, Eccleston: The Evolution of Difficult Childbirth and Helpless Hominin Infants. Annu Rev Anthropol 2015, 44, S. 55–69.
Warrener et al: A Wider Pelvis Does Not Increase Locomotor Cost in Humans, with Implications for the Evolution of Childbirth. PLoS ONE 2015, 10(3): e0118903. doi:10.1371/journal.pone.0118903
Dunsworth: There is no »obstetrical dilemma«, Perspectives in Biology and Medicine, 2018, volume 61, number 2 (spring 2018), S. 249–263.
77 Huseynov et al.: Developmental evidence for obstetric adaptation of the human female pelvis. Proc Natl Acad Sci USA, 2016, May 10;113(19), S. 5227–5232.
78 Rockenschaub, 2005, S. 315.
79 Rockenschaub, 2005, S. 315.
80 www.awmf.org/uploads/tx_szleitlinien/015–084k_S3_Sectio-caesarea_2020–06_1_02.pdf (Zugriffsdatum: 6.4.2021)
81 Euro-Peristat-Project (2018): European Perinatal Health Report. Core Indicators of the health and care of pregnant women and babies in Europe 2015. In: Erste S3-Leitlinie für Kaiserschnitt: Hintergrund und regionale Datenanalyse, science media center Germany.
82 www.awmf.org/uploads/tx_szleitlinien/015–083l_S3_Vaginale-Geburt-am-Termin_2021–03.pdf (Zugriffsdatum: 6.4.2021)

Stichwortverzeichnis

Bibliografische Information der Deutschen Nationalbibliothek
Die Deutsche Nationalbibliothek verzeichnet diese Publikation in der Deutschen Nationalbibliografie; detaillierte bibliografische Daten sind im Internet über http://dnb.d-nb.de abrufbar.

Programmplanung: Katja Liese, Kathleen Rother
Projektmanagement: Anja Bippus
Redaktion: Ursula Brunn-Steiner, Vaihingen/Enz
Bildredaktion: Christoph Frick

Umschlaggestaltung und Layout:
CYCLUS · Visuelle Kommunikation, Stuttgart

Bildnachweis:
Umschlagmotiv und Bild S. 3:
© jchizhe/stock.adobe.com
Fotos im Innenteil: S. 27 © Zffoto/stock.adobe.com;
S. 97 © Prostock-studio/stock.adobe.com; alle übrigen:
Simone Schneider, Stuttgart
Autorinnenfotos: © Carola Seifert
Zeichnungen: Susi Schaaf, Bellheim

1. Auflage 2021

TRIAS Verlag in Georg Thieme Verlag KG
Rüdigerstraße 14, 70469 Stuttgart, Germany
www.trias-verlag.de

Printed in Germany

Satz und Repro: Fotosatz Buck, Kumhausen
Druck: AZ Druck und Datentechnik GmbH, Kempten

Gedruckt auf chlorfrei gebleichtem Papier

ISBN 978-3-432-11436-1 1 2 3 4 5 6

Auch erhältlich als E-Book:
eISBN (ePub) 978-3-432-11437-8

TRIAS, einer der führenden Ratgeberverlage im Bereich Gesundheit, gehört zur Thieme Gruppe, marktführender Anbieter medizinischer Fachinformationen und Services. Anspruch der Thieme Gruppe ist es, den im Gesundheitswesen tätigen Berufsgruppen sowie allen an Gesundheit Interessierten genau die Informationen und Angebote bereitzustellen, die sie in einer bestimmten Arbeitssituation oder Lebensphase benötigen. Durch die hohe Qualität und zielgruppenspezifische Relevanz der angebotenen Leistungen bereitet Thieme den Weg für eine bessere Medizin und mehr Gesundheit im Leben.

Thieme